W0404315

Hallo meine Lieben,

mit diesem Buch möchte ich euch den Start in die Ernährungsumstellung erleichtern.

Ich zeige euch wie einfach, lecker und zugleich gesund man kochen kann. Dafür benötigt ihr auch keine extravaganten Zutaten und keinen spezielles Talent! Die gesunde Ernährung ist viel einfacher als viele denken!

In diesem Buch gebe ich euch quasi einen Ernährungsplan für 30 Tage mit Rezepten und Tipps.
Dabei habe ich großen Wert darauf gelegt, dass das Essen möglichst allen Mitgliedern in der Familie schmeckt ☺

Zum Schluss bekommt ihr noch eine Auswahl an ***„gesunden“*** Leckereien, die eure Kinder mit Sicherheit auch lieben werden!

Ich wünsche euch viel Erfolg und Motivation auf eurem Weg!

Eure Diana ♥

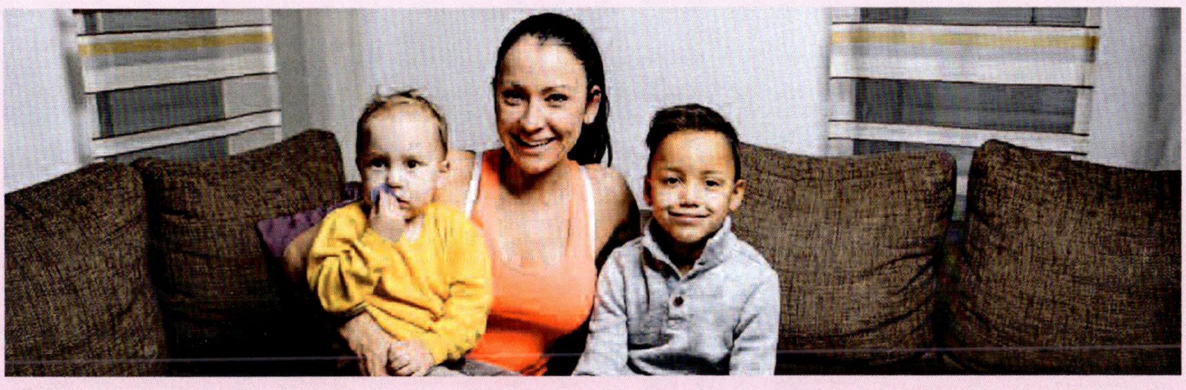

Was ist eine gesunde Ernährung?

Heutzutage verliert man schnell den Überblick bei dem Thema gesunde Ernährung und das Abnehmen. An jeder Ecke gibt es verschiedene Methoden, Programme und Theorien dazu.

Allerdings hilft nur eins:

eine langfristige Ernährungsumstellung!

Dabei ist das wirklich nicht schwer, sich gesund, abwechslungsreich und ausgewogen zu ernähren! Eine Ernährungsumstellung ist alles andere als kompliziert!

Was ist also eine gesunde Ernährung? Kurz zusammengefasst kann man das folgendermaßen beschreiben:

1. frische & unverarbeitete Lebensmittel
2. regelmäßige Mahlzeiten
3. saisonale Gemüse- & Obstsorten
4. ausreichend Trinken
5. Verzicht auf ungesunde Kohlenhydrate & Transfette

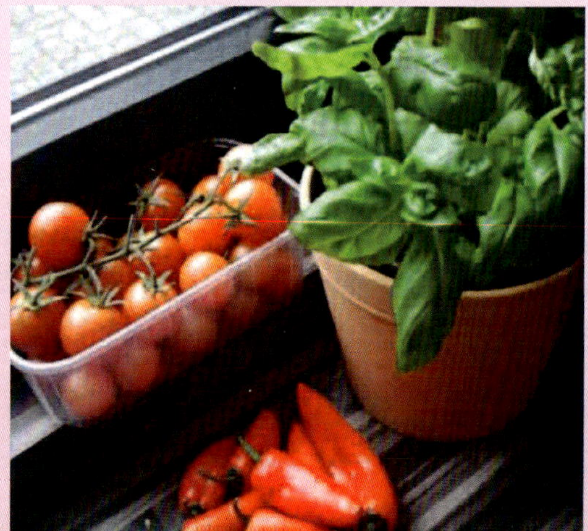

Gesunde Ernährung kurz und knapp

- Das Essen muss aus möglichst viel Eiweiß, ausreichend komplexen Kohlenhydraten, Ballaststoffen und guten Fetten bestehen

- Frühstück sollte innerhalb von 1 Stunde nach dem Aufwachen erfolgen, da der Körper Energie für den Tag benötigt

- Mindestens 2 Liter Wasser am Tag trinken (an Trainingstagen zusätzlich 1 Liter pro Trainingsstunde)

- Ca. 3 bis höchstens 5 Mahlzeiten am Tag bestehend aus 3 großen Mahlzeiten (Frühstück, Mittagessen und Abendessen) sowie 2 - 3 kleine Snacks (1 x zwischen Frühstück und Mittagessen, 1 x zwischen Mittagessen und Abendessen und 1 x nach dem Abendessen bzw. vorm Schlafengehen (z.B. Casein Shake oder Quark)

- Portionen sollen normal sein, so groß wie in einem Restaurant. Du solltest satt und nicht vollgestopft sein

- Zu jeder Mahlzeit kannst du Rohkost servieren

- kein Kaffee innerhalb von 30 Minuten nach dem Essen, da Koffein die Nährstoffaufnahme verhindert. Zum Frühstück ist 1 Tasse Kaffee ok

- 2 - 3 Stunden vor dem Schlafen nichts essen (ausgenommen Casein Shake oder Magerquark)

- 1 mal wöchentlich einen Cheat Day einführen. An diesem Tag werden 1 – 2 Mahlzeiten mit etwas Ungesundem ersetzt. Beachte, dass alles im Rahmen bleiben soll

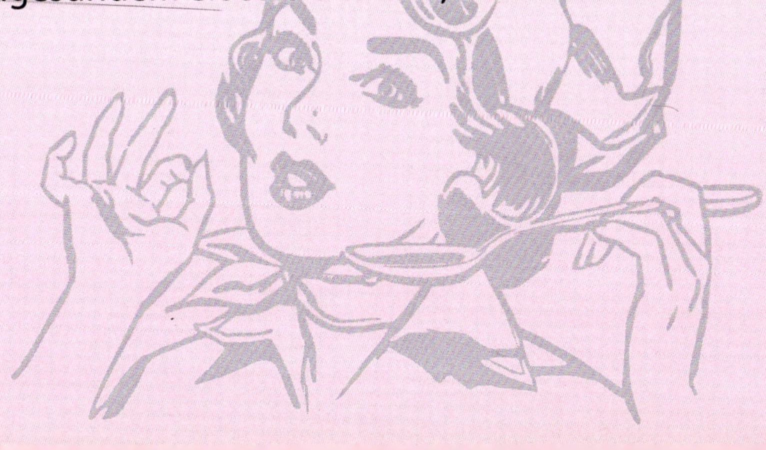

Kaloriendefizit

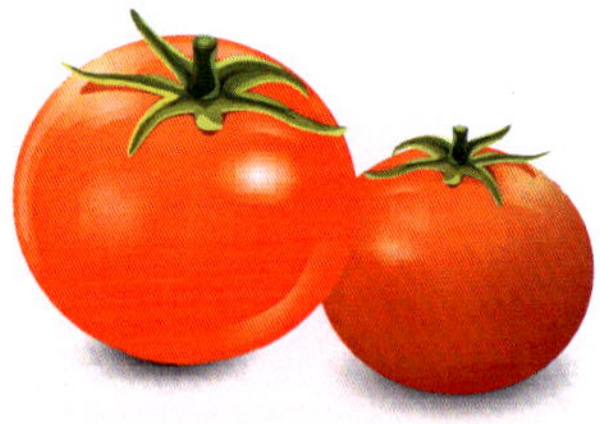

Verteilung der Makronährstoffe

Für alle, die Kalorien zählen möchten, möchte ich dieses Thema hier ausführlich erklären.

Um Fett zu verlieren, muss unser Körper sich in einem Kaloriendefizit befinden. Das erreicht man, wenn man vom Gesamtumsatz (bestehend aus Grundumsatz und Leistungsumsatz) 300 bis 400 kcal abzieht.
(Im Internet findest du viele kostenlose Rechner)

Beachte, dass Du alle Lebensmittel vor dem Kochen abwiegen musst!
Zuerst rechnest Du also deinen Gesamtumsatz aus und ziehst 300 kcal ab.

Ein Beispiel:
Weiblich, 25 Jahre, 165 cm, 80 kg
Grundumsatz: 1608 kcal Leistungsumsatz + 643 kcal Gesamtumsatz:

2252 l - 300 kcal = 1952 kcal (wir liegen bei diesem Wert also mit 300 kcal im Defizit, was optimal für eine Gewichtsreduktion ist)

Die Makronährstoffe verteilen sich bei diesen Werten folgendermaßen:
20% der Kalorien sollten gesunde Fette sein, was bedeutet:

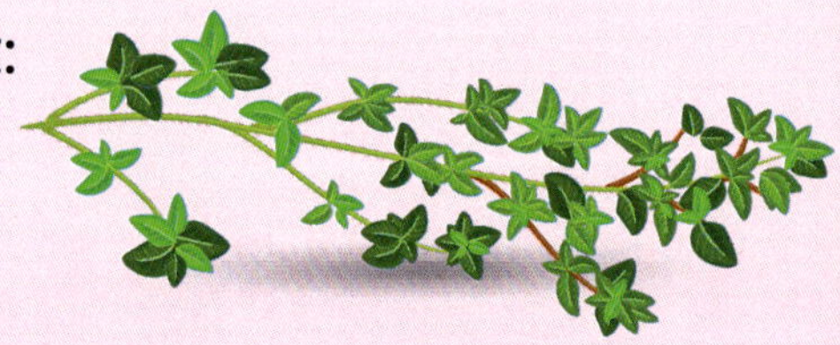

1952 x 0,20 = 390 kcal Fett/Tag
1g Fett hat 9 kcal, das bedeutet:
390/9 = 43 g Fett pro Tag
Das Eiweiß wird mit 2 g Eiweiß auf 1 Kg Körpergewicht gerechnet, das bedeutet:
80 x 2 = 160 g Eiweiß pro Tag
1g Eiweiß entspricht 4 kcal, was bedeutet: 160x4 = 640 kcal pro Tag

Nun rechnet man die beiden kcal Werte zusammen 640+390 = 1030 kcal sind schon verbraucht, der verbleibende Rest 922 kcal wird mit gesunden Kohlenhydraten abgedeckt. Das bedeutet:

922kcal/4= 230 g pro Tag
Fett pro Tag: 390 kcal = 43 g
Eiweiß pro Tag: 640 kcal = 160 g
Kohlenhydrate pro Tag: 922 kcal = 230 g

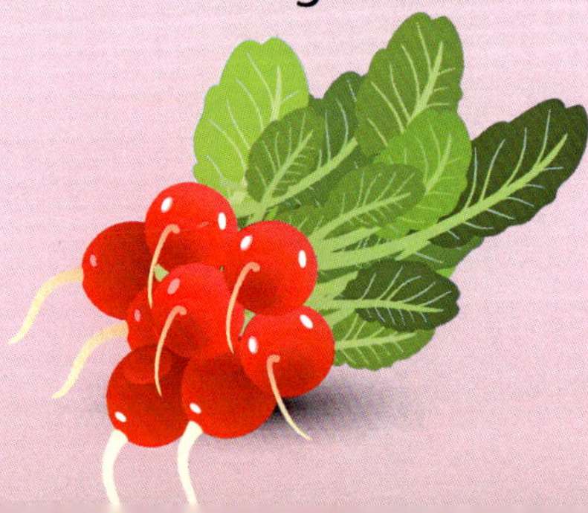

Kurze Einleitung für das Buch:

Jedes Rezept hat eine ungefähre Angabe der Kalorien und Makronährstoffen. Wenn du dich im Defizit bzw. im Überschuss ernähren möchtest, kannst du deinen Gesamtumsatz ausrechnen und die Rezepte selbst täglich so zusammenstellen, dass sie in deinen Gesamtumsatz passen. Bitte nie unter dem Grundumsatz bleiben. Die meisten Rechner sind leider nicht sehr genau, deswegen bitte ich alle sich nicht zu sehr auf das Zählen zu versteifen ☺

Und jetzt:

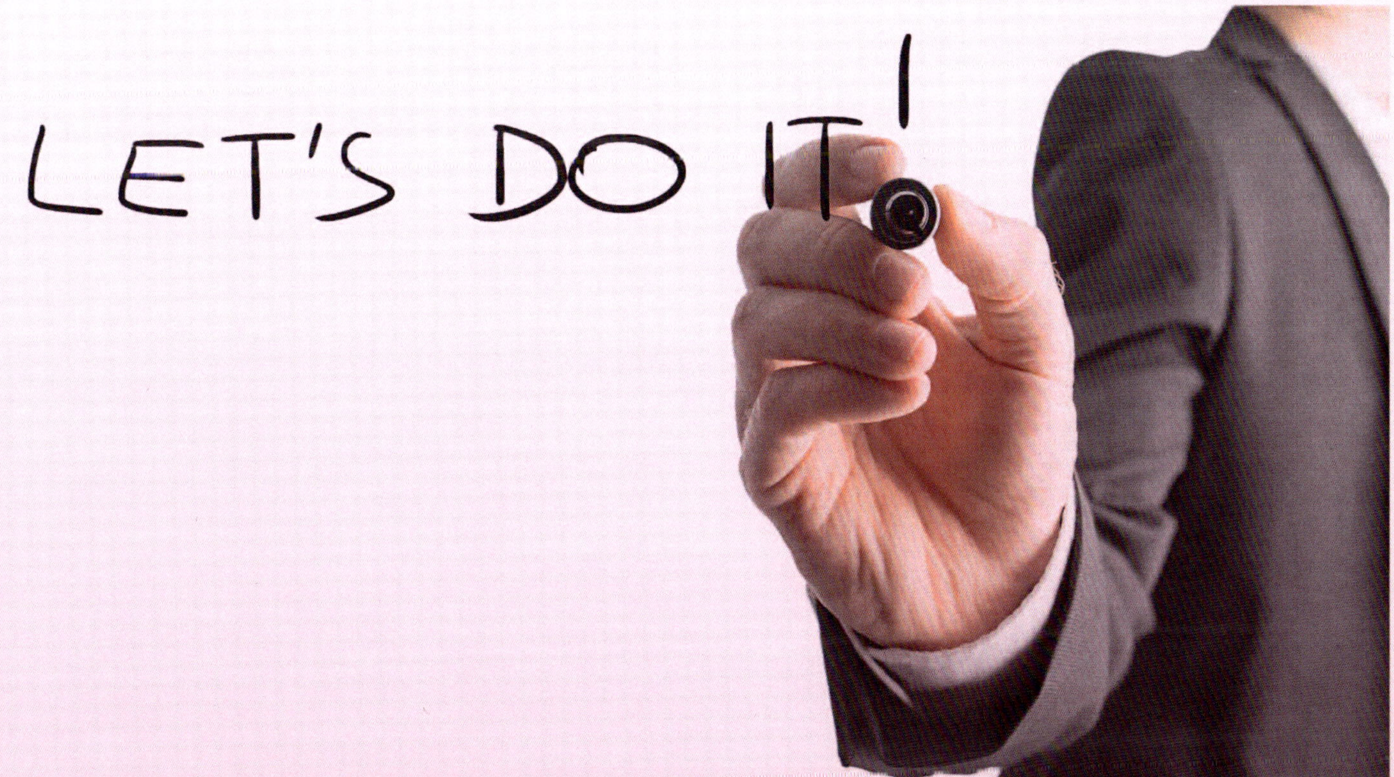

Frühstück: Porridge mit Erdbeeren und Blaubeeren

Zutaten:

250 ml Milch (oder Sojamilch bzw. Wasser), 50 gr Haferflocken, eine Handvoll Erdbeeren, 100 gr Blaubeeren, Süßungsmittel nach Wahl

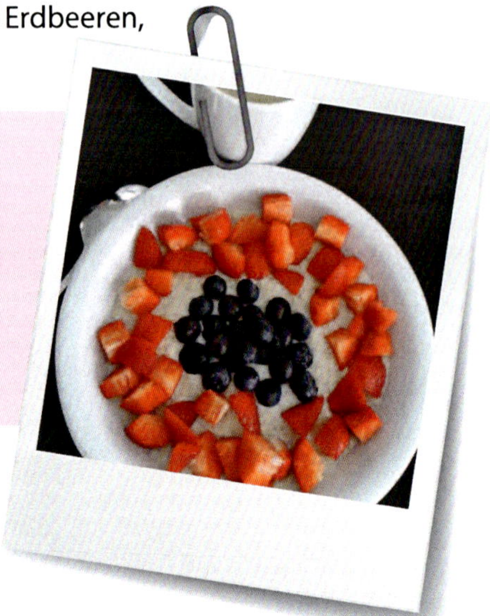

Zubereitung:

1. Milch aufkochen
2. Haferflocken langsam hinzugeben und auf kleinster Stufe ca. 5 – 8 Minuten köcheln lassen. Immer wieder rühren
3. Nach Wunsch süßen und mit Obst servieren

Fett: 5, KH: 40, EW: 12. Insgesamt: 241 kcal

Mittagessen: Hähnchenbrustfilet mit Buchweizen und Gemüse

Zutaten:

150 gr Hähnchenbrustfilet, 80 – 100 gr Buchweizen, Gemüse nach Wahl (ca. 150 gr), Salz, Pfeffer, etwas Rapsöl

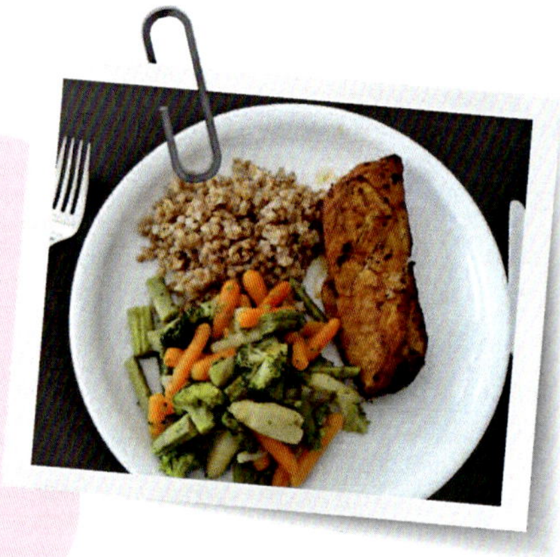

Zubereitung:

1. Hähnchenbrustfilet würzen und in einer Pfanne mit etwas Öl goldbraun braten
2. Buchweizen nach Packungsanweisung zubereiten
3. Gemüse nach Wahl (z.B. Brokkoli, Erbsen, Karotten, Spargel, Bohnen o.ä.) dünsten

Fett: 21, KH: 83, EW: 71. Insgesamt: 739 kcal

Abendessen: Tomaten-Mozzarella-Salat („Caprese")

Zutaten:

1 Kugel fettarme Mozzarella (125 gr), 1 große Tomate, frischer Basilikum, Balsamico Essig, Salz, Pfeffer

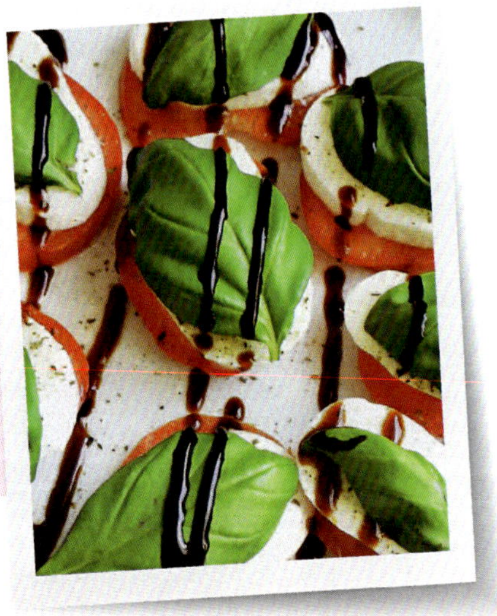

Zubereitung:

1. Mozzarella, Tomate in Scheiben schneiden und auf einander legen
2. Mit Salz, Pfeffer und Balsamico Essig würzen
3. Mit Basilikum servieren

Fett: 2, KH: 16, EW: 41. Insgesamt: 253 kcal

Gesamt:

Fett: 28, KH: 139, EW: 124= 1233 kcal

Tag 2

Frühstück: *Rührei mit belegtem Brot*

Zutaten:

2 Eier, 5 EL Milch, 1 Brötchen (Vollkorn oder Dinkel), 2 Scheiben Hähnchenbrust, Rohkost, etwas fettarmer Frischkäse, Salz, Pfeffer

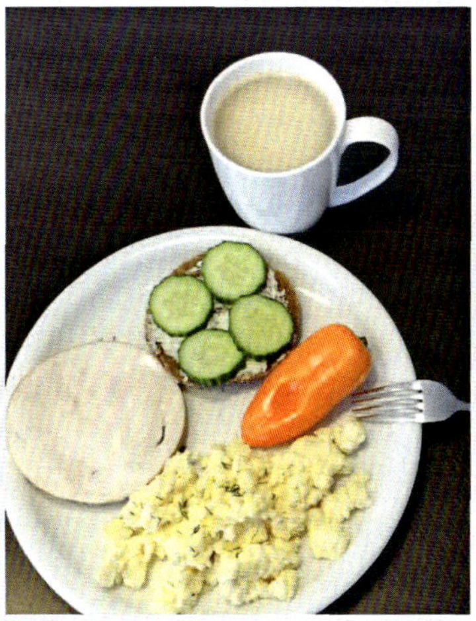

Zubereitung:

1. Rührei zubereiten
2. Brötchen halbieren, mit Frischkäse bestreichen, mit Hähnchenbrust und Rohkost nach Wahl belegen

Fett: 22, KH: 34, EW: 26. Insgesamt: 430 kcal

Mittagessen: *Spaghetti mit Garnelen, Spinat und Kirchtomaten*

Zutaten:

80 - 100 gr Vollkornspaghetti, 150 – 200 gr Garnelen (tiefgekühlt oder frisch), Handvoll Blattspinat, 10 Kirschtomaten, Schuss Milch, Salz, Pfeffer

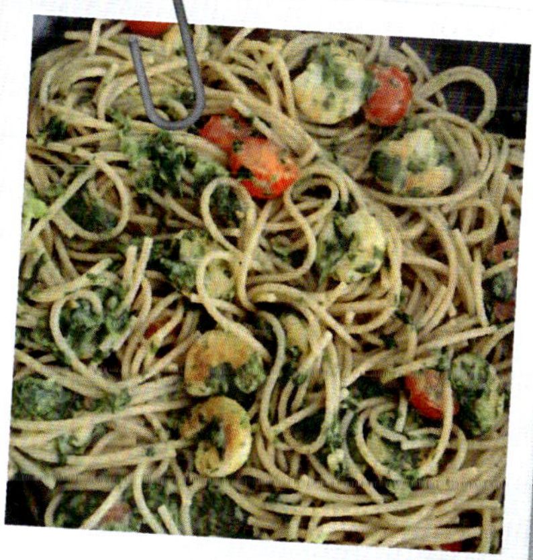

Zubereitung:

1. Spaghetti nach Packungsanweisung zubereiten
2. Blattspinat klein schneiden, Tomaten halbieren
3. Garnelen in einer großen Pfanne scharf anbraten. Spinat und Tomaten dazu geben und kurz mitbraten. Salzen, pfeffern und Milch zugeben. Spaghetti hinzufügen, umrühren und von der Pfanne nehmen

Fett: 6, KH: 88, EW: 50. Insgesamt: 593 kcal

Abendessen: *bunter Ei-Thunfisch-Salat*

Zutaten:

100 gr Salat (z.B. Eisbergsalat), 1 Tomate, ¼ Gurke, ½ Paprika, 5 Radieschen, 10 Oliven, 1 gekochtes Ei, 50 gr Thunfisch.
Für Dressing: 2 EL Naturjoghurt, Schuss Olivenöl, Salz, Pfeffer

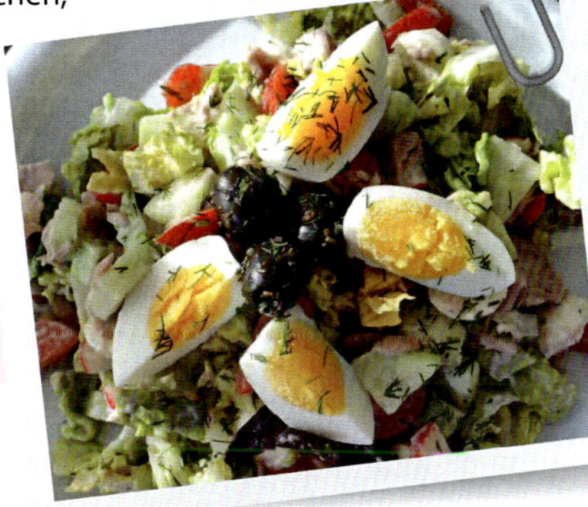

Zubereitung:

1. Gemüse klein schneiden und miteinander vermischen
2. Ei, Oliven, Thunfisch zugeben und mit Dressing würzen

Fett: 26, KH: 33, EW: 28. Insgesamt: 449 kcal

Gesamt:

Fett: 54, KH: 155, EW: 104= 1472 kcal

Frühstück: *türkisches Ei*

Zutaten:

3 Eier, etwas Paprika, ¼ Zwiebel, 2 Scheiben Vollkornbrot, getrockneter Rosmarin und Thymian, Salz, Pfeffer, etwas Rapsöl

Zubereitung:

1. Zwiebel und Paprika klein hacken und in etwas Öl anbraten
2. Brot in Würfel schneiden und in die Pfanne geben. Ca. 1 Minute scharf mitbraten
3. Eier auf das Brot aufschlagen, mit Salz, Pfeffer, Rosmarin und Thymian würzen und umrühren. Kurz mitbraten und genießen

Fett: 29, KH: 35, EW: 22. Insgesamt: 488 kcal

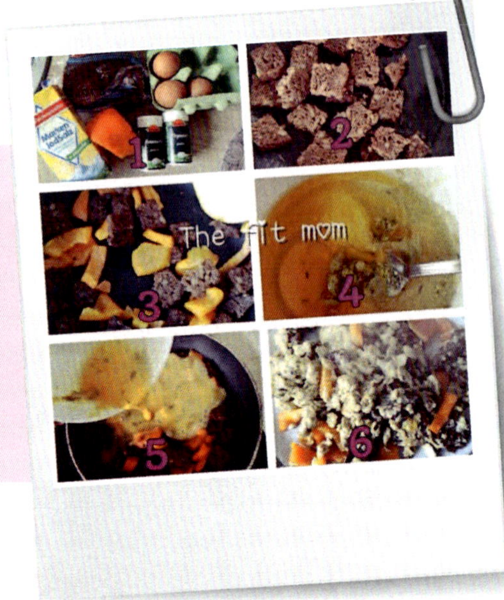

Mittagessen: *Hähnchengeschnetzeltes mit Belugalinsen*

Zutaten:

150 gr Hähnchengeschnetzeltes, 80 gr Belugalinsen (oder normale Linsen bzw. Naturreis), ½ Zwiebel, 4 EL Naturjoghurt, 4 EL Milch, Curry Pulver, Salz, Pfeffer, etwas Rapsöl

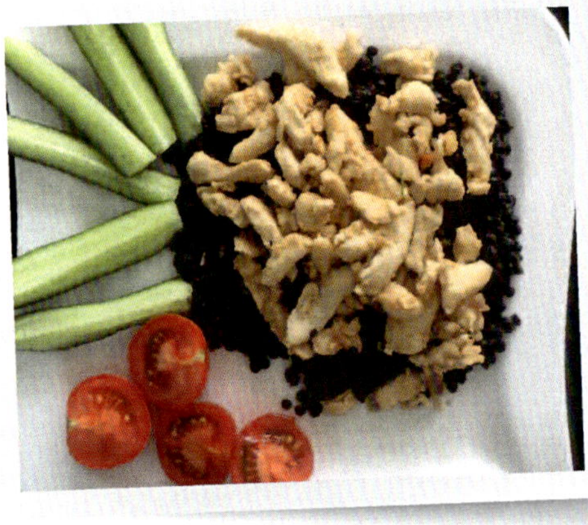

Zubereitung:

1. Belugalinsen nach Packungsanweisung zubereiten
2. Zwiebel klein hacken und in etwas Öl anbraten
3. Fleisch hinzugeben und scharf mitbraten, würzen
4. Naturjoghurt und Milch zugeben und ca. 5 Minuten köcheln lassen. Geschnetzeltes auf Belugalinsen servieren

Fett: 5,5, KH: 50, EW: 64. Insgesamt: 526 kcal

Abendessen: *Thunfischauflauf mit Salat*

Zutaten:

Salat nach Wahl, 100 gr Thunfisch (im eigenen Saft), ½ Zwiebel, ½ rote Paprika, ½ Zucchini, 2 Eier, Salz, Pfeffer, rote Paprikapulver

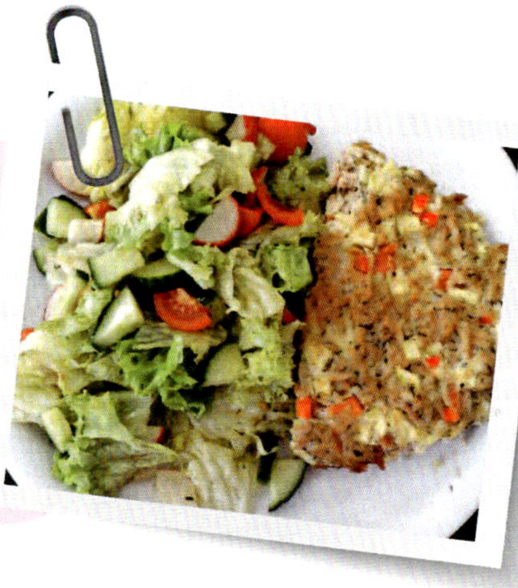

Zubereitung:

1. Zucchini und Paprika klein schneiden. Mit Thunfisch und Eier mischen, würzen und in eine Auflaufform legen
2. Bei 180° (Ober- Unterhitze) im Backoffen ca. 30 Minuten backen
3. Mit einem knackigen Salat servieren

Fett: 10, KH: 22, EW: 42. Insgesamt: 338 kcal

Gesamt:

Fett: 44,5, KH: 107, EW: 128= 1352 kcal

Frühstück: TFM-Müsli

Zutaten:

50 gr zarte Haferflocken, 2 EL Dinkel Flakes, 1 EL gepuffter Dinkel, 1 TL Sojaflocken, 1 EL gepuffter Amaranth, 1 TL Leinsamen (geschrotet), Früchte nach Wahl (z.B. ½ Banane und 1 Kiwi) Milch (oder Sojamilch), etwas Zimt, 30 gr Whey mit Geschmack nach Wahl

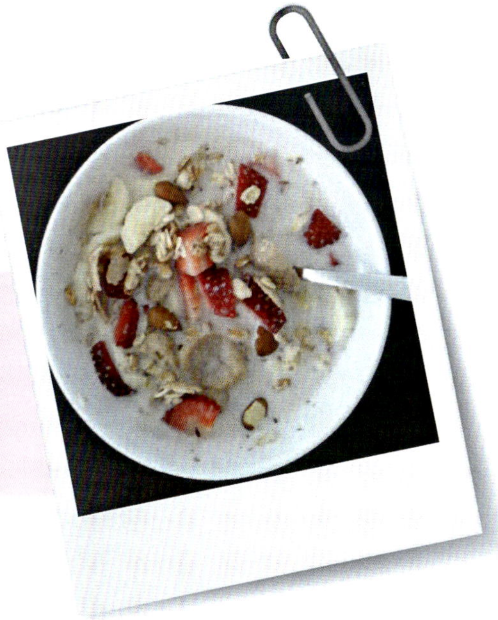

Zubereitung:

1. Alle Zutaten in eine große Müslischale geben und vermischen
2. Milch hinzugeben, bis alles bedeckt ist und sofort servieren

Fett: 16, KH: 85, EW: 50. Insgesamt: 678 kcal

Mittagessen: gefüllte Zucchini (oder Paprika)

Zutaten:

100 g Rinderhackfleisch, 1 größe Zucchini (oder Paprika), 20 g Feta-Käse, ½ Knoblauchzehe, Salz, Pfeffer, Paprikapulver

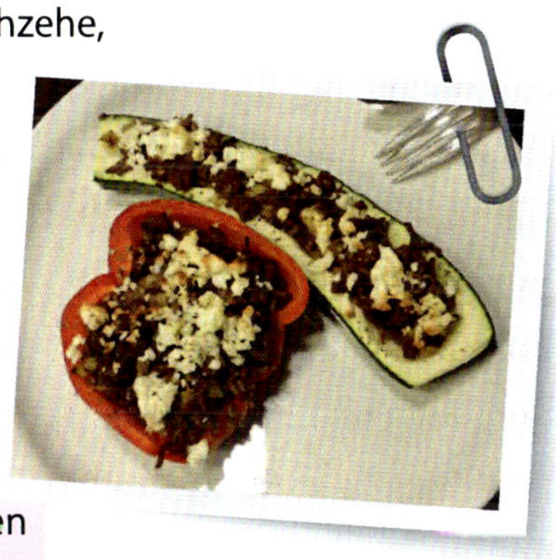

Zubereitung:

1. Zucchini (oder Paprika) halbieren und die Kerne mit einem Löffel ausschaben. Feta-Käse in kleine Würfel schneiden
2. In einer Schüssel das Hackfleisch mit Zucchini-Fleisch, gepressten Knoblauch und dem Feta-Käse mit einer Gabel vermengen. Würzen
3. Zucchini mit der Hackfleischmenge füllen und mit etwas Fetakäse bestreuen
4. 20 Minuten bei 200°C backen

Fett: 23, KH: 12, EW: 32. Insgesamt: 382 kcal

Abendessen: Spiegelei mit Gemüse

Zutaten:

2 Eier, 150 - 200 gr TK-Gemüse, Salz, Pfeffer

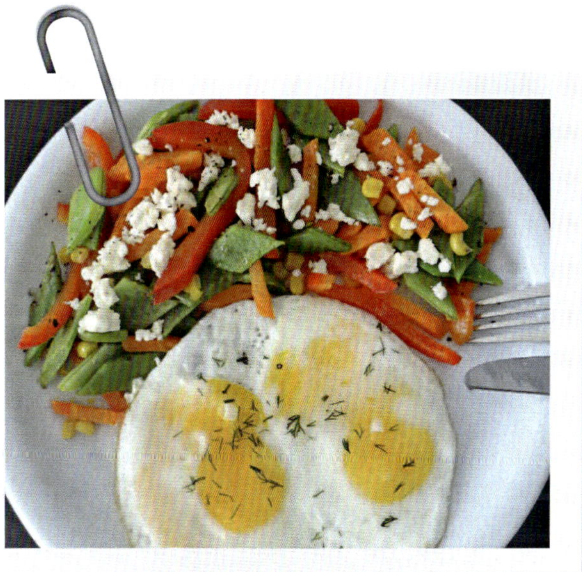

Zubereitung:

1. Spiegelei zubereiten
2. Gemüse dünsten, würzen
3. Spiegelei mit Gemüse servieren

Fett: 9, KH: 6, EW: 15. Insgesamt: 176 kcal

Gesamt:

Fett: 48, KH: 103, EW: 97= 1236 kcal

Frühstück: Lachs-Ei-Sandwich

Zutaten:

100 gr Räucherlachs, 1 Brötchen (Vollkorn oder Dinkel), 1 gekochtes Ei, etwas Tafelmeerrettich oder fettarmer Frischkäse

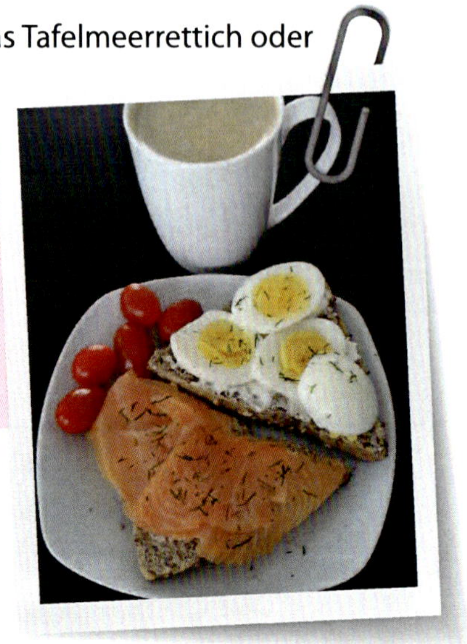

Zubereitung:

1. Brötchen mit Meerrettich oder Frischkäse bestreichen
2. Ei in Scheiben schneiden
3. Lachs und Ei auf das Brötchen legen

Fett: 12, KH: 23, EW: 28. Insgesamt: 315 kcal

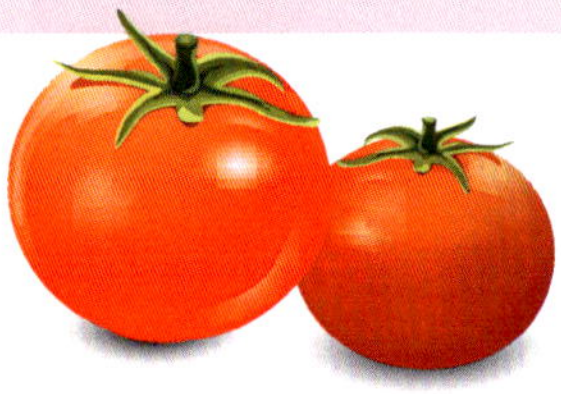

Mittagessen: Kartoffel-Hähnchen-Eintopf

Zutaten:

150 g Kartoffeln, ½ Zwiebel, ½ rote Paprika, 1 Karotte, 150 g Hähnchenbrust, 150 ml Gemüsebrühe, Salz, Pfeffer, etwas Rapsöl

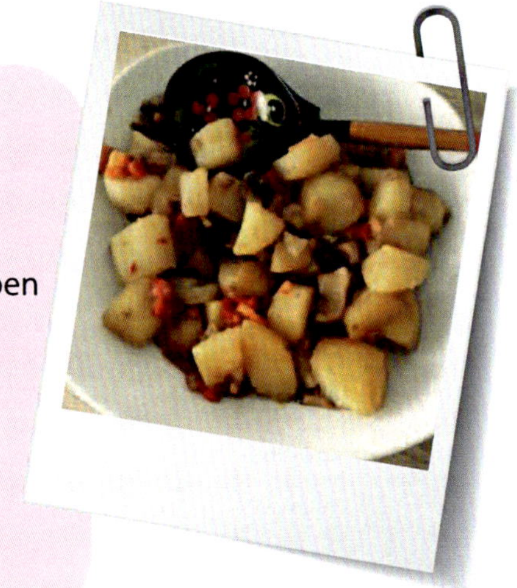

Zubereitung:

1. Kartoffeln schälen und in mundgerechte Würfel schneiden
2. Zwiebel klein hacken, Karotte fein raspeln und beides in einem Topf mit etwas Öl scharf anbraten. Paprika in Streifen schneiden, zugeben und ca. 5 Minuten mitbraten
3. Hähnchenbrust in mundgerechte Stücke schneiden und in den Topf geben. Salzen, pfeffern und ca. 5 Minuten scharf anbraten
4. Gemüsebrühe zugeben und kurz aufkochen. Kartoffeln zugeben und zugedeckt ca. 20 Minuten garen (bis die Kartoffeln gar sind)

Fett: 12, KH: 40, EW: 49. Insgesamt: 472 kcal

Abendessen: Omelette-Pizza

Zutaten:

2 Eier, 4 EL Milch, etwas Frischkäse oder Naturjoghurt, Gemüse/ Rohkost nach Wahl, 5 Oliven, Salz, Pfeffer

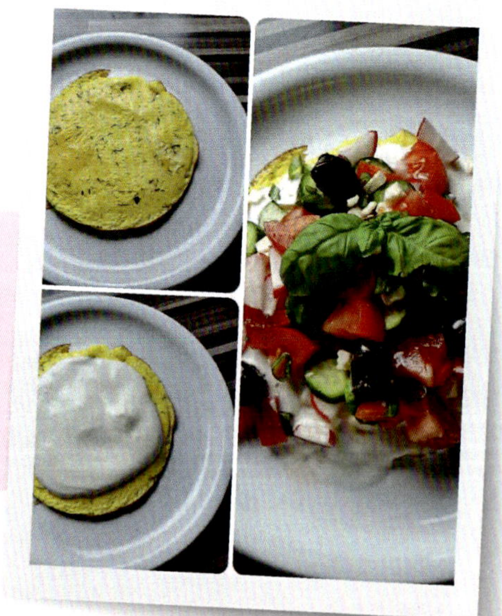

Zubereitung:

1. Aus Eiern Omelette machen und mit Frischkäse oder Naturjoghurt bestreichen
2. Mit Rohkost nach Wahl belegen

Fett: 14, KH: 12, EW: 16. Insgesamt: 232 kcal

Gesamt:

Fett: 38, KH: 75, EW: 93= 1019 kcal

Frühstück: Bananen-Brot

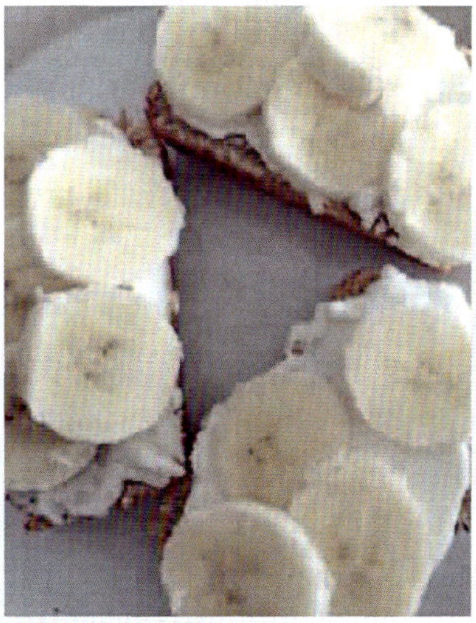

Zutaten:

2 Scheiben Vollkornbrot, 1 Banane, 50 gr Magerquark und Süßungsmittel nach Wunsch

Zubereitung:

1. Magerquark süßen und damit das Brot bestreichen
2. Banane in Scheiben schneiden und auf dem Brot verteilen

Fett: 3, KH: 53, EW: 12. Insgesamt: 273 kcal

Mittagessen: Thunfisch-Penne

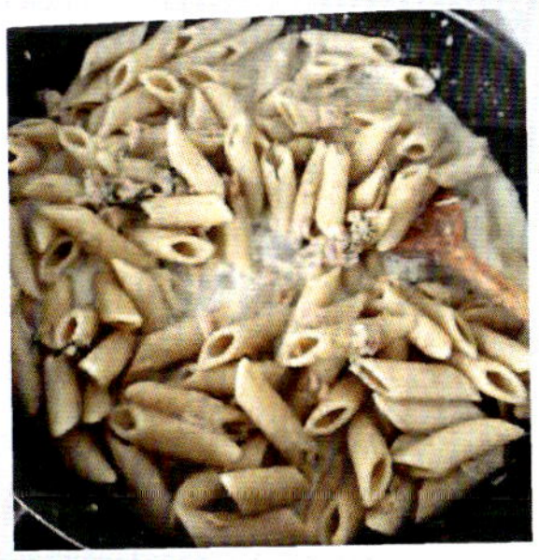

Zutaten:

80 gr Vollkornpenne, 1 Dose Thunfisch, ½ Zwiebel, 2 EL fettarmer Frischkäse, 100 ml Milch, Salz, Pfeffer

Zubereitung:

1. Penne nach Packungsanweisung zubereiten
2. Zwiebel klein hacken und in einer Pfanne mit etwas Öl kurz anbraten. Thunfisch zugeben und ca. 5 Minuten mitbraten
3. Frischkäse und Milch zugeben, würzen und 1 Minute köcheln lassen
4. Penne in die Pfanne hinzugeben, umrühren und vom Herd nehmen

Fett: 11, KH: 78, EW: 59. Insgesamt: 657 kcal

THE FITMOM
PERSONAL-MOM-COACHING

Abendessen: Gemüse mit Forelle

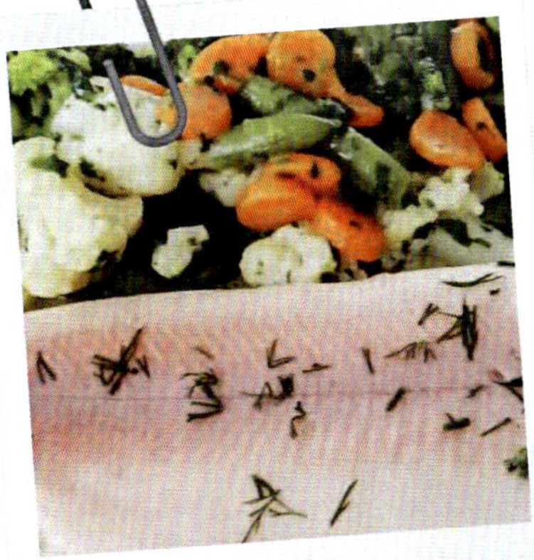

Zutaten:

150 gr geräucherte Forelle, 200 gr TK-Gemüse

Zubereitung:

1. Gemüse in einem Topf dünsten und mit Forelle servieren

Fett: 9, KH: 27, EW: 40. Insgesamt: 335 kcal

Gesamt:

Fett: 23, KH: 158, EW: 111= 1265 kcal

Frühstück: *Avocado-Brot mit Rührei*

Zutaten:

3 Eier, 2 Scheiben Vollkornbrot, ½ Avocado, Rohkost nach Wahl

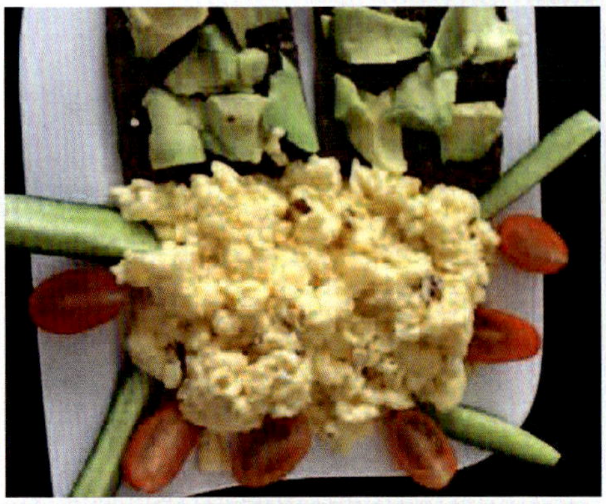

Zubereitung:

1. Rührei zubereiten
2. Avocado halbieren, Fruchtfleisch aus einer Hälfte mit einem Löffel herausnehmen und auf dem Brot verteilen
3. Mit Rohkost nach Wahl servieren

Fett: 40, KH: 40, EW: 27. Insgesamt: 614 kcal

Mittagessen: *Hähnchengeschnetzeltes mit Sonnenweizen*

Zutaten:

80 gr Sonnenweizen, 100 - 150 gr Hähnchengeschnetzeltes, Gemüse nach Wahl (ca. 150 – 200 gr), Salz, Pfeffer

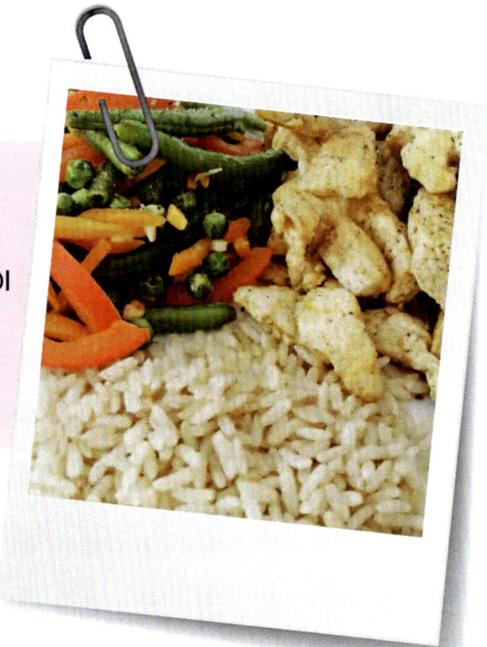

Zubereitung:

1. Sonnenweizen nach Packungsanweisung zubereiten
2. Hähnchengeschnetzeltes würzen und in einer Pfanne mit etwas Öl goldbraun braten
3. Gemüse dünsten und mit Fleisch und Sonnenweizen servieren

Fett: 14, KH: 78, EW: 61. Insgesamt: 721 kcal

Abendessen: *Garnelen-Ei-Salat*

Zutaten:

200 gr Salat nach Wahl, ¼ Gurke, 100 gr gekochte Garnelen, 1 gekochter Ei, 1kleine Tomate, etwas Rapsöl, Salz, Pfeffer, Kräuter nach Wahl

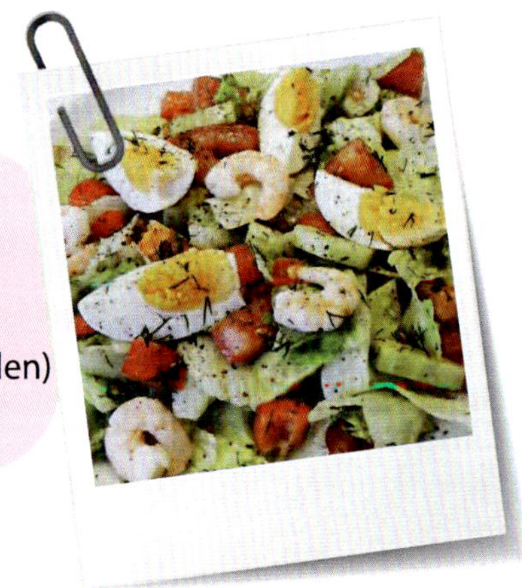

Zubereitung:

1. Gemüse in mundgerechte Stücke schneiden und mit restlichen Zutaten vermischen
2. Mit Öl, Salz, Pfeffer und Kräuter würzen (oder Dressing nach Wahl verwenden)

Fett: 15, KH: 8, EW: 21. Insgesamt: 244 kcal

Gesamt:

Fett: 69, KH: 126, EW: 109= 1579 kcal

Frühstück: *Spiegelei auf Brot*

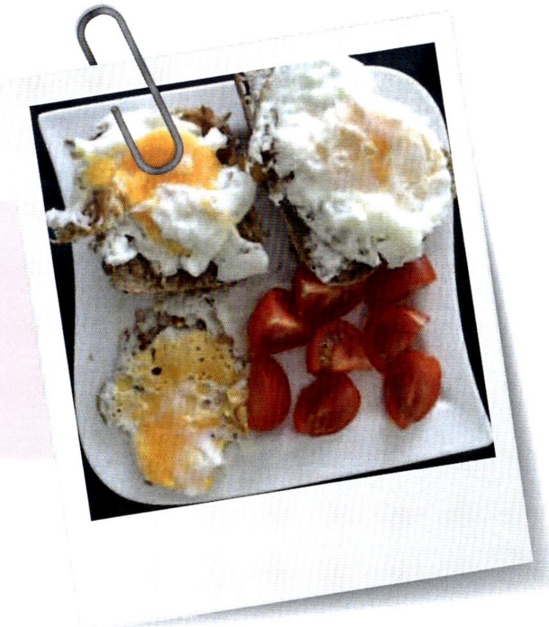

Zutaten:

3 Eier, 1 Brötchen (Vollkorn oder Dinkel), etwas fettarmer Frischkäse, 1 Tomate oder Rohkost nach Wahl

Zubereitung:

1. Spiegelei zubereiten
2. Brötchen halbieren und mit Frischkäse bestreichen
3. Spiegeleier auf Brot legen und mit Rohkost servieren

Fett: 22, KH: 45, EW: 26. Insgesamt: 479 kcal

Mittagessen: *gefüllte Paprika*

Zutaten:

100 g Hackfleisch, ½ Zwiebel, ½ Knoblauchzehe, ½ Karotte, 1 - 2 Paprikaschotten, ¼ Tasse Reis, 1 EL Tomatenmark, 1 Ei, 1 Liter Gemüsebrühe, Salz, Pfeffer, Petersilie (auch getrocknet)

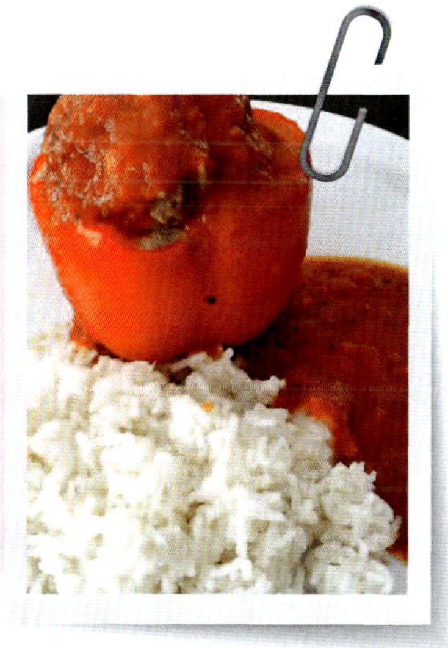

Zubereitung:

1. Zwiebel und Knoblauch klein hacken. Karotte fein raspeln und alles in einem Topf mit etwas Rapsöl anbraten. Die Hälfte herausnehmen und mit Hackfleisch, Ei und Reis vermischen und würzen.
   Mit der Masse die Paprikaschotten füllen
2. In den Topf restliche Zwiebel und Knoblauch, Tomatenmark und etwas Brühe hinzufügen und aufkochen.
   Die restliche Brühe aufgießen und zum Kochen bringen
3. Gefüllte Paprikaschoten reinlegen und 30 Minuten kochen

Fett: 25, KH: 42, EW: 40. Insgesamt: 544 kcal

Abendessen: *Champignon-Creme-Suppe*

Zutaten:

125 gr Champignons, ½ TL Butter, 1 TL Dinkelmehl, 375 Gemüsebrühe, 50 ml Milch, Salz, Pfeffer, etwas Rapsöl

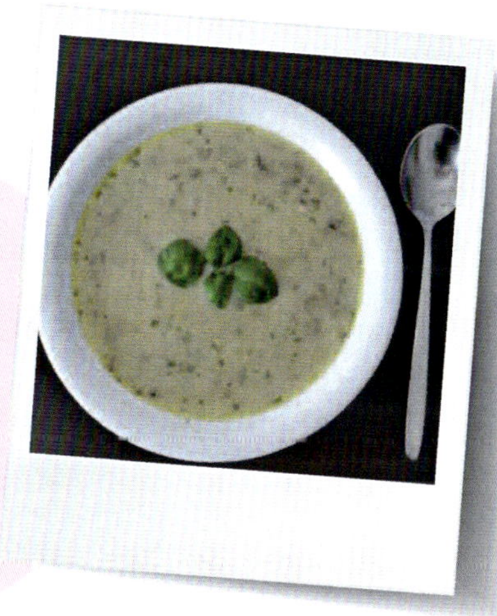

Zubereitung:

1. Champignons in Scheiben schneiden und in einer Pfanne mit etwas Öl ca. 5 Minuten braten
2. In einem Topf Butter zerlassen und Mehl einrühren. Mit Brühe ablöschen. Champignons, Milch und Gewürze dazugeben und noch ca. 5 Minuten köcheln lassen

Fett: 11, KH: 18, EW: 9. Insgesamt: 201 kcal

Gesamt:

Fett: 58, KH: 105, EW: 75= 1224 kcal

Frühstück: French-Toast

Zutaten:

2 Vollkorntoast-Scheiben, 2 Eier, 4 EL Milch, Obst/Früchte nach Wahl, Süßungsmittel

Zubereitung:

1. Eier mit Milch und Süßungsmittel verquirlen
2. Toast in Eier-Maße kurz einweichen und in einer heißen Pfanne mit etwas Öl von beiden Seiten goldbraun braten
3. Dazu Obst nach Wahl servieren

Fett: 12, KH: 42, EW: 18. Insgesamt: 340 kcal

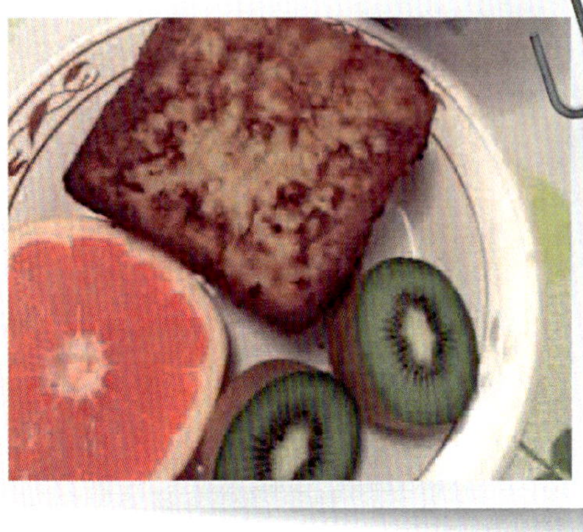

Mittagessen: Kabeljau-Filet mit Buchweizen und Spinat

Zutaten:

100 gr Buchweizen, 150 gr Kabeljau-Filet, 100 – 150 gr Spinat, Salz, Pfeffer, etwas Zitronensaft, etwas Rapsöl

Zubereitung:

1. Buchweizen und Spinat nach Packungsanweisung zubereiten
2. Fischfilet würzen, mit Zitronensaft einreiben und in Öl anbraten

Fett: 23, KH: 77, EW: 44. Insgesamt: 669 kcal

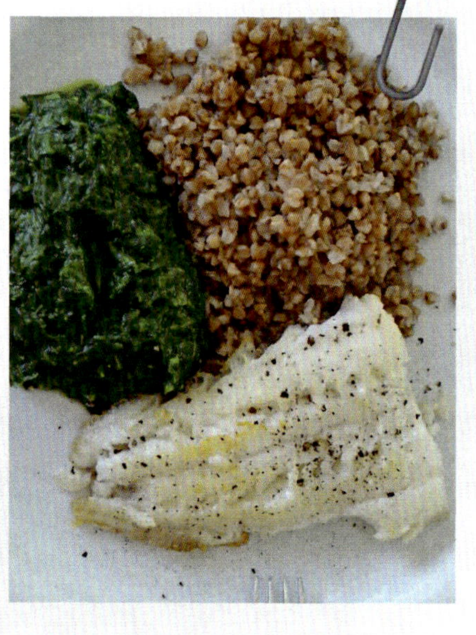

Abendessen: Feldsalat-Allerlei

Zutaten:

100 gr Feldsalat, 1 Tomate, 8 – 10 Oliven, ½ Kohlrabi, 1 gekochtes Ei, ½ rote Paprika, 2 EL Naturjoghurt, Kräuter nach Wahl

Zubereitung:

1. Gemüse und Ei in mundgerechte Stücke schneiden und alles miteinander vermischen
2. Mit Naturjoghurt, Salz, Pfeffer und Kräutern würzen

Fett: 9, KH: 21, EW: 13. Insgesamt: 211 kcal

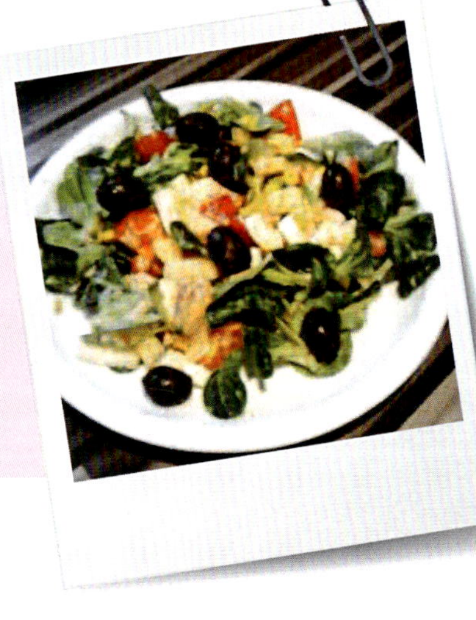

Gesamt:

Fett: 44, KH: 140, EW: 75= 1220 kcal

Frühstück: *Champignon-Rührei*

Zutaten:

2 Scheiben Vollkornbrot, 3 Eier, 2 kleine Champignons, Rohkost nach Wahl, etwas Rapsöl, Salz, Pfeffer

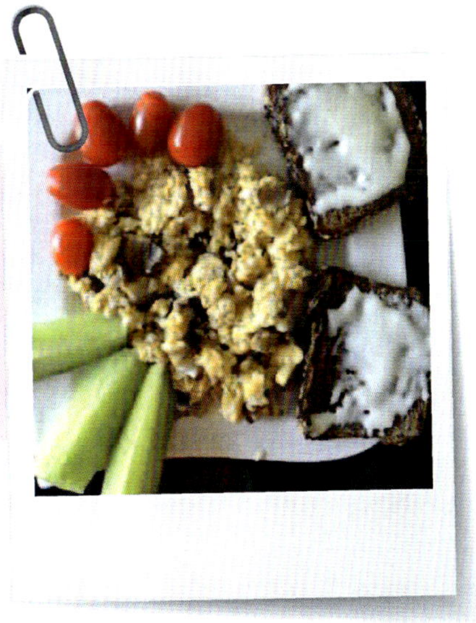

Zubereitung:

1. Champignons in einer Pfanne mit etwas heißem Öl scharf anbraten
2. Eier dazu geben und umrühren. Würzen
3. Dazu Rohkost und Brot mit etwas Frischkäse, Magerquak o.ä. servieren

Fett: 25, KH: 37, EW: 28. Insgesamt: 483 kcal

Mittagessen: *Sonnenweizen-Gemüse-Pfanne*

Zutaten:

100 gr Sonnenweizen, 150 – 200 gr Gemüse nach Wahl, 1 EL Mais, 3 EL Naturjoghurt, Salz, Pfeffer, rote Paprikapulver, etwas Rapsöl

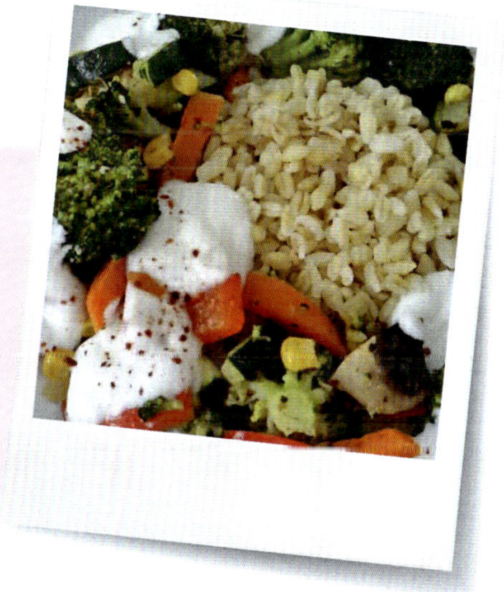

Zubereitung:

1. Sonnenweizen nach Packungsanweisung zubereiten
2. Gemüse nach Wahl (z.B. Brokkoli, Paprika, Zucchini, Karotte, Champignons u.Ä.) in mundgerechte Stücke schneiden und in eine Pfanne dünsten. Würzen
3. Sonnenweizen mit Gemüse servieren und mit Joghurt verfeinern

Fett: 17, KH: 91, EW: 19. Insgesamt: 607 kcal

Abendessen: *Garnelen mit grünem Gemüse*

Zutaten:

200 gr Garnelen (TK), Brokkoli, Erbsen, Bohnen (frisch oder TK), etwas Rapsöl, Gewürze nach Wahl

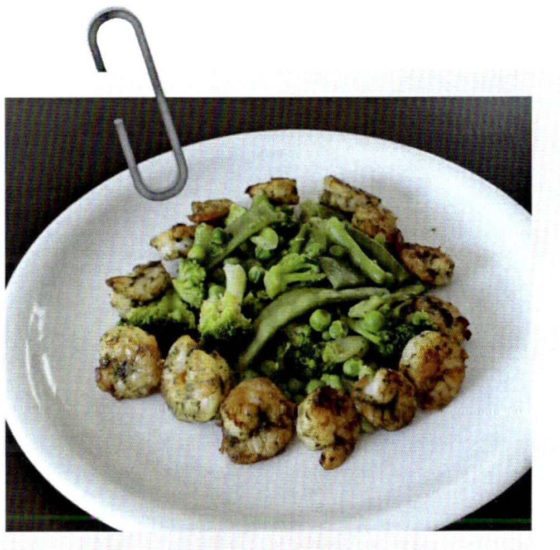

Zubereitung:

1. Garnelen würzen und in einer heißen Pfanne mit etwas Öl goldbraun braten
2. Gemüse ebenfalls kurz anbraten, würzen und mit Garnelen servieren

Fett: 18, KH: 22, EW: 46. Insgesamt: 415 kcal

Gesamt:

Fett: 60, KH: 150, EW: 93= 1505 kcal

Frühstück: Zuchini-Puffer

Zutaten:

1 Brötchen (Vollkorn oder Dinkel), ½ Zucchini, 1 Ei, Salz, Pfeffer und Paprika edelsüß, Rohkost, etwas Rapsöl

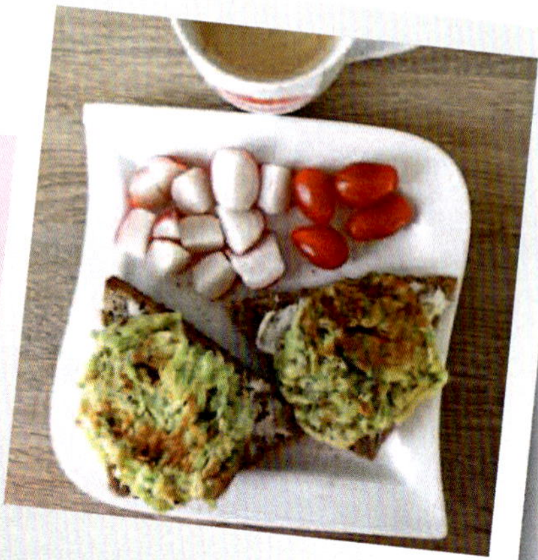

Zubereitung:

1. Zucchini fein raspeln und mit Ei verquirlen. Mit Salz, Pfeffer und Paprika würzen
2. In einer Pfanne etwas Öl erhitzen, aus der Zucchini-Ei-Masse kleine Puffer auf beiden Seiten goldbraun ausbacken
3. Auf Brot kalt oder warm servieren

Fett: 21, KH: 31, EW: 12. Insgesamt: 342 kcal

Mittagessen: Hähnchenbrust mir Gemüse-Reis-Pfanne

Zutaten:

150 gr Hähnchenbrustfilet, 80 gr Reis, 100 gr Gemüse nach Wahl, 1 EL Mais, 3 EL Naturjoghurt, Salz, Pfeffer, rote Paprikapulver, etwas Rapsöl

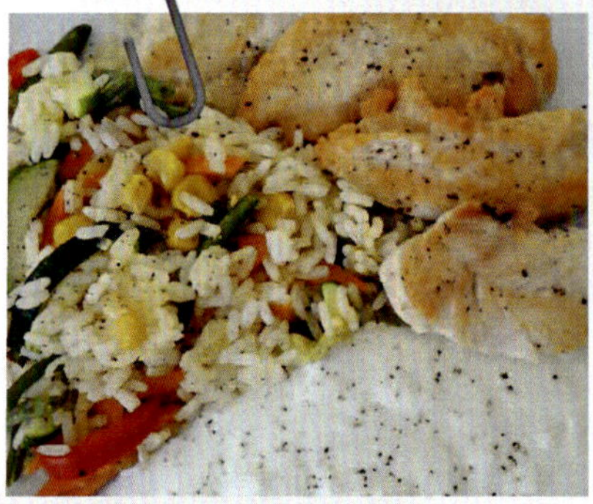

Zubereitung:

1. Sonnenweizen nach Packungsanweisung zubereiten
2. Gemüse nach Wahl (z.B. Brokkoli, Paprika, Zucchini, Karotte, Champignons u.Ä.) in mundgerechte Stücke schneiden und in einer Pfanne dünsten. Würzen
3. Sonnenweizen mit Gemüse servieren und mit Joghurt verfeinern

Fett: 31, KH: 38, EW: 50. Insgesamt: 632 kcal

Abendessen: Omelette mit Gemüse

Zutaten:

2 Eier, 100 gr Gemüse nach Wahl z.B. Blumenkohl, Erbsen, Bohnen, Karotten u.Ä.), etwas Salz und Pfeffer, rote Paprikapulver, etwas Rapsöl

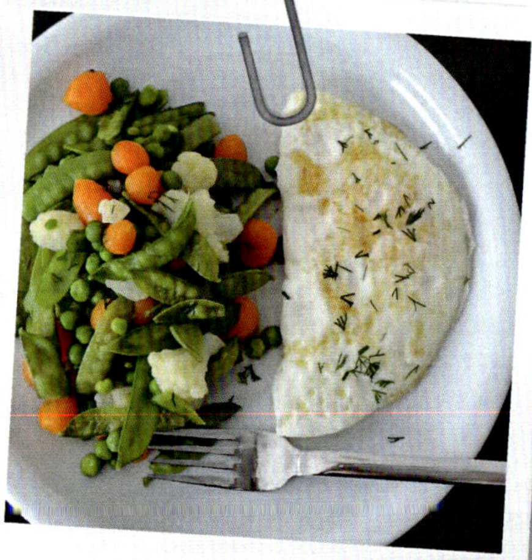

Zubereitung:

1. Spiegelei oder Omelette zubereiten
2. Gemüse in einer Pfanne mit etwas Öl knackig anbraten, würzen und mit Eier servieren

Fett: 25, KH: 9, EW: 12. Insgesamt: 322 kcal

Gesamt:

Fett: 77, KH: 78, EW: 74= 1296 kcal

Frühstück: Spiegelei mit Avocado-Brot

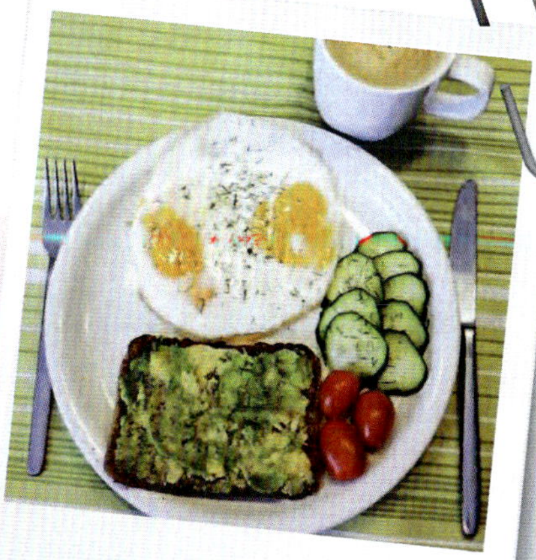

Zutaten:

1 große Scheibe Brot (Vollkorn oder Dinkel), ¼ Avocado-Fruchtfleisch, 2 Eier, Salz, Pfeffer, Rohkost nach Wahl

Zubereitung:

1. Spiegelei zubereiten
2. Brot mit Avocado-Fruchtfleisch beschmieren, salzen, pfeffern
3. Mir Rohkost servieren

Fett: 20, KH: 22, EW: 15. Insgesamt: 324 kcal

Mittagessen: gefüllte Frikadellen mit Tomatensoße

Zutaten:

150 g Hackfleisch, 20 gr Schafskäse, ½ Zwiebel, ½ Paprikaschote, 100 gr passierte Tomaten, 200 ml Gemüsebrühe, 1 TL Sojasoße, 10 g Weizenkleie, 1 TL gehackte Petersilie (TK, getrocknet oder frisch), Salz, Pfeffer, etwas Rapsöl, 80 g Beilage (z.B. Couscous, Quinoa, Reis o.Ä.)

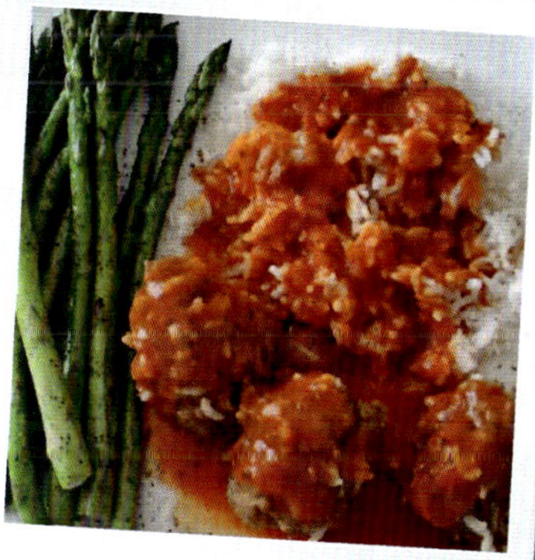

Zubereitung:

1. Zwiebel hacken und mit Hackfleisch, Kleie, Sojasoße, Salz, Pfeffer und Petersilie vermengen. Daraus Bällchen formen und in die Mitte jeweils ein Würfel Schafskäse geben
2. Frikadellen im Backoffen ca. 30 Minuten bei 180° backen
3. Soße: Paprika würfeln und in einer heißen Pfanne in etwas Öl scharf anbraten. Passierte Tomaten zugeben und kurz aufkochen. Gemüsebrühe zugeben und ca. 5 Minuten köcheln lassen
4. Reis (oder andere Beilage) nach Packungsanweisung zubereiten
5. Frikadellen mit Reis, Soße und Gemüse nach Wahl (z.B. Spargel) servieren)

Fett: 32, KH: 80, EW: 60. Insgesamt: 887 kcal

Abendessen: Salat mit Hähnchenbrust

Zutaten:

Salat nach Wahl, 200 gr Hähnchenbrustfilet, 2 EL Joghurt, Gewürze nach Wahl

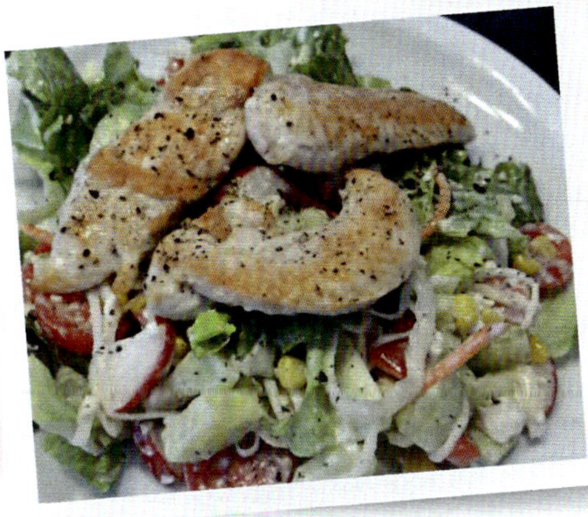

Zubereitung:

1. Salat zubereiten und mit Joghurt und Gewürzen würzen
2. Hähnchen würzen und in einer Pfanne mit etwas Öl anbraten und mit Salat servieren

Fett: 7, KH: 10, EW: 50. Insgesamt: 283 kcal

Gesamt:

Fett: 59, KH: 112, EW: 125= 1494 kcal

Frühstück: *Porridge mit Kiwi und Blaubeeren*

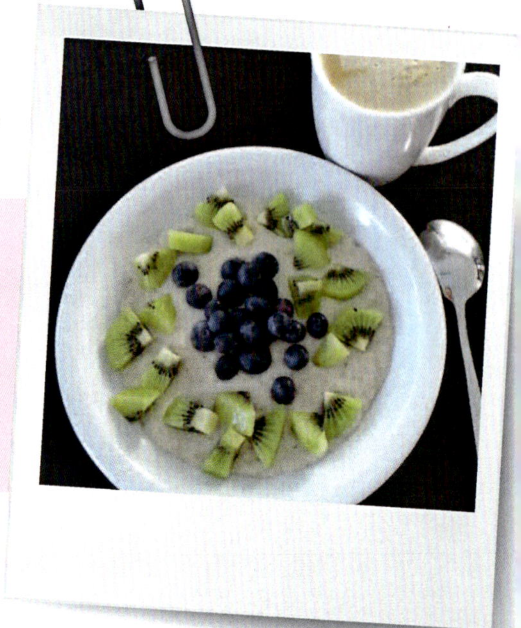

Zutaten:

250 ml Milch (oder Sojamilch bzw. Wasser), 50 gr zarte Haferflocken, 1 Kiwi, Handvoll Blaubeeren, Süßmittel nach Wahl

Zubereitung:

1. Milch aufkochen
2. Haferflocken langsam hinzugeben und auf kleinster Stufe ca. 5 – 8 Minuten köcheln lassen. Immer wieder rühren
3. Nach Wunsch süßen und mit Obst servieren

Fett: 4, KH: 44, EW: 12. Insgesamt: 242 kcal

Mittagessen: *Rindergeschnetzeltes mit Reis*

Zutaten:

150 gr Rinderfilet, ½ Zwiebel, 80 gr fettarmer Frischkäse, 80 ml Wasser, Gewürze nach Wahl, Salz, Pfeffer, etwas Rapsöl 80 - 100 g Beilage (z.B. Couscous, Quinoa, Reis o.Ä.)

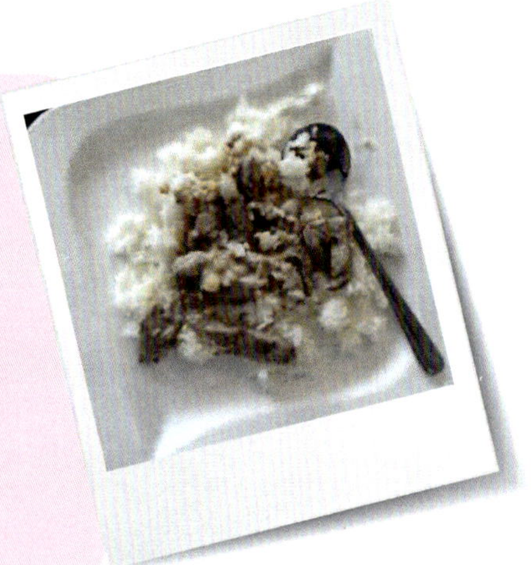

Zubereitung:

1. Fleisch in Streifen schneiden
2. Zwiebel hacken und in einer Pfanne mit etwas Öl anbraten
3. Fleisch zugeben und scharf anbraten. Auf mittlerer Stufe zugedeckt ca. 20 – 30 Minuten köcheln lassen
4. Frischkäse, Wasser und Gewürze zugeben, umrühren und ca. 1 Minute köcheln lassen
5. Mit Beilage nach Wahl (z.B. Reis) servieren

Fett: 27, KH: 40, EW: 43. Insgesamt: 591 kcal

Abendessen: *Thunfisch-Muffins mit Salat*

Zutaten:

Salat nach Wahl, 1 Dose Thunfisch, 1 Ei, ½ Zucchini, ½ Paprika,

½ Zwiebel, Salz, Pfeffer, rote Paprikapulver

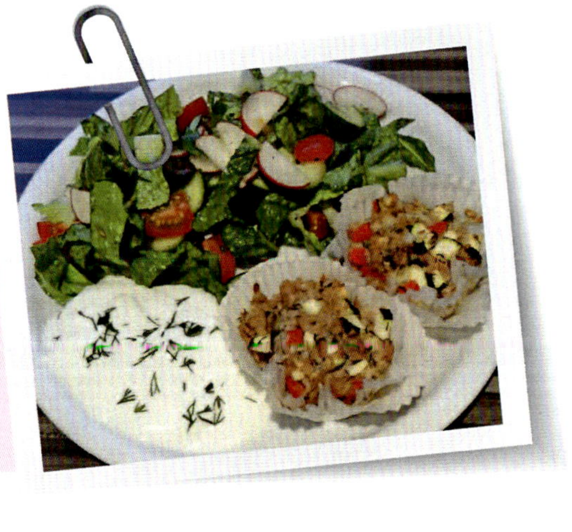

Zubereitung:

1. Salat nach Wahl zubereiten
2. Gemüse sehr klein schneiden, mit Thunfisch und Ei vermengen. Würzen und in Muffin-Förmchen füllen
3. Bei 180° circa 30 Minuten backen

Fett: 13, KH: 20, EW: 48. Insgesamt: 379 kcal

Gesamt:

Fett: 44, KH: 104, EW: 103= 1212 kcal

Frühstück: Rührei mit Kochschinken

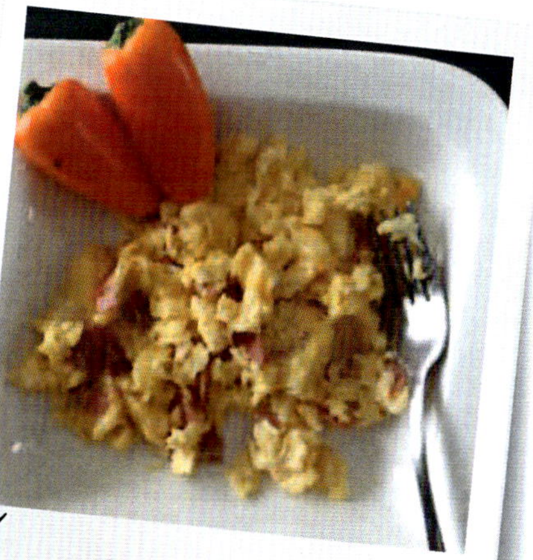

Zutaten:

2 – 3 Eier, 2 dünne Scheibe Kochschinken, Salz, Pfeffer, etwas Rapsöl,
1- 2 Scheiben Brot oder 1 Brötchen

Zubereitung:

1. Kochschinken in Scheiben schneiden und in etwas Öl kurz anbraten
2. Eier verquirlen, würzen, in die Pfanne gießen und rühren
3. Mit Brot servieren

Fett: 27, KH: 28, EW: 37. Insgesamt: 506 kcal

THE FITMOM
PERSONAL-MOM-COACHING

Mittagessen: Reispfännchen

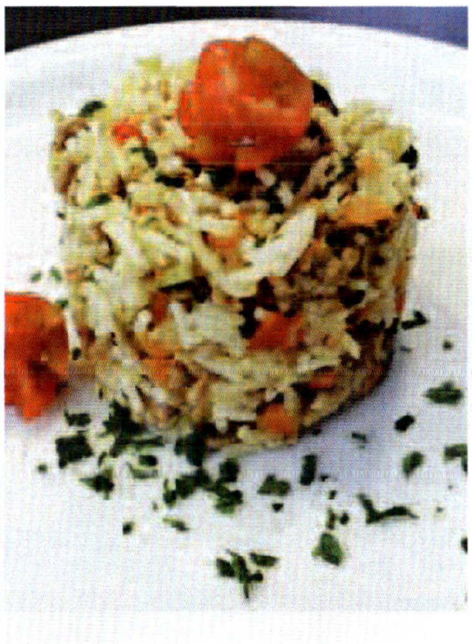

Zutaten:

100 gr Naturreis, 150 gr Hackfleisch, ½ Zwiebel, 1 Knoblauchzehe, ½ Zucchini, ½ rote Paprika, ½ grüne Paprika, Salz, Pfeffer, Paprika edelsüß, etwas Rapsöl

Zubereitung:

1. Reis nach Packungsanweisung zubereiten
2. Gemüse klein hacken.
3. In einer Pfanne mit etwas Öl Hackfleisch anbraten, Gemüse zugeben und mitbraten und würzen
4. Reis zugeben, umrühren und 1 Minuten mitbraten

Fett: 43, KH: 40, EW: 43. Insgesamt: 723 kcal

Abendessen: gedünstetes Gemüse mit Thunfisch

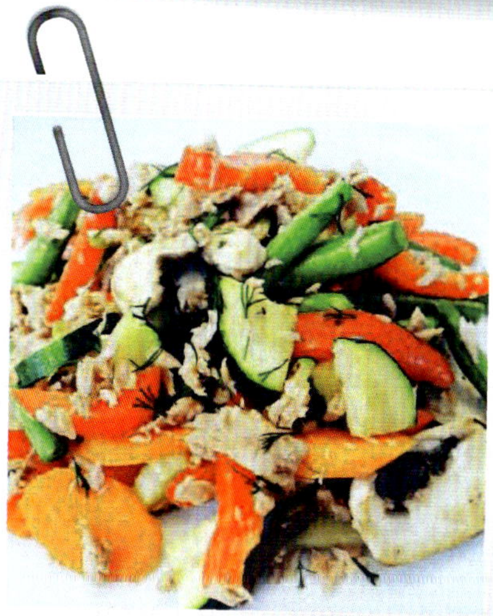

Zutaten:

150 Gemüse-Mix (z.B. Zucchini, Karotten, Bohnen, Paprika), 1-2 Champignons, ½ Dose Thunfisch, etwas Paprika, Salz, Pfeffer

Zubereitung:

1. Gemüse in mundgerechte Stücke schneiden und im Topf dünsten. Salzen, pfeffern
2. Thunfisch abtropfen lassen und mit Gemüse mischen

Fett: 5, KH: 24, EW: 30. Insgesamt: 246 kcal

Gesamt:

Fett: 75, KH: 92, EW: 110= 1475 kcal

Frühstück: *Stremellachs auf Brot*

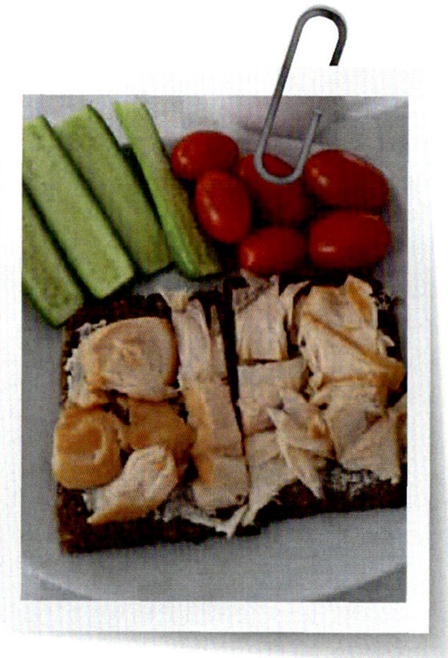

Zutaten:

2 Scheiben Vollkornbrot, etwas Meerrettich, 70 gr Stremellachs, Rohkost

Zubereitung:

1. Brot mit Meerrettich bestreichen und mit Lachs belegen
2. Dazu Rohkost nach Wahl servieren

Fett: 13, KH: 30, EW: 21. Insgesamt: 312 kcal

Mittagessen: *Curry-Hähnchen-Pfännchen*

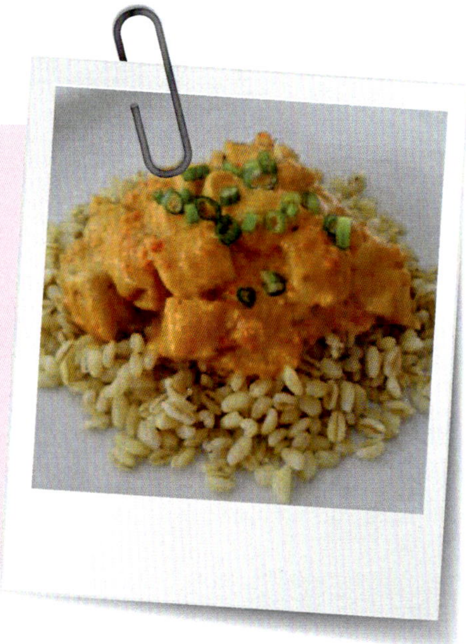

Zutaten:

80 gr Sonnenweizen, 150 gr Hähnchenbrustfilet, ½ kleine Zwiebel, ½ Knoblauchzehe, ½ rote Paprika, 125 gr Naturjoghurt, 80 ml Wasser, 1 TL Gemüsebrühe, 1 TL Tomatenmark, ½ TL Currypulver, Salz, Pfeffer, etwas Rapsöl

Zubereitung:

1. Sonnenweizen nach Packungsanweisung zubereiten
2. Hähnchenbrust klein schneiden und scharf anbraten
3. Zwiebel, Knoblauch, Paprika klein schneiden und zum Fleisch dazugeben. Ca. 5 Minuten mitbraten
4. Naturjoghurt, Wasser und restliche Zutaten zugeben, umrühren und noch 5 Minuten köcheln lassen
5. Mit Sonnenweizen servieren

Fett: 19, KH: 73, EW: 52. Insgesamt: 684 kcal

Abendessen: *Radieschen-Gurken-Ei-Salat*

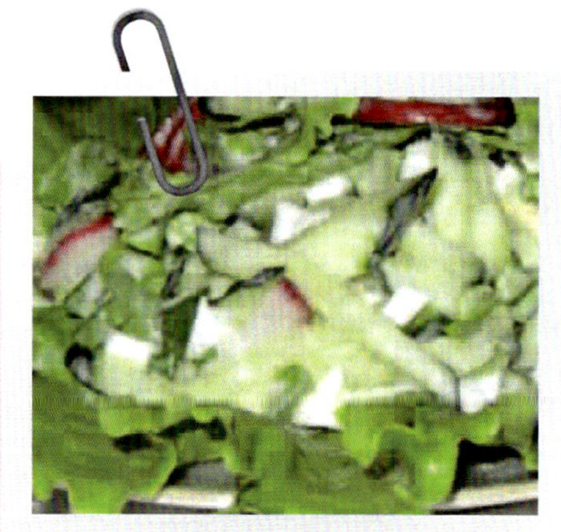

Zutaten:

½ Gurke, 4 Radieschen, gekochtes Ei, Handvoll Blattsalat, etwas Schnittlauch, 1 EL Naturjoghurt, etwas Salz, Pfeffer

Zubereitung:

1. Radieschen, Gurke in Scheiben schneiden. Lauch klein hacken. Eier würfeln und alles auf Blattsalat verteilen
2. Mit Joghurt, Salz und Pfeffer würzen

Fett: 5, KH: 9, EW: 9. Insgesamt: 117 kcal

Gesamt:

Fett: 37, KH: 122, EW: 82= 1113 kcal

Frühstück: *Kaiser-Rührei*

Zutaten:

¼ Zucchini, ½ rote Paprika, 1 Champignon, 2 Eier, 1 Scheibe Vollkornbrot, etwas Frischkäse, etwas Öl, Salz, Pfeffer

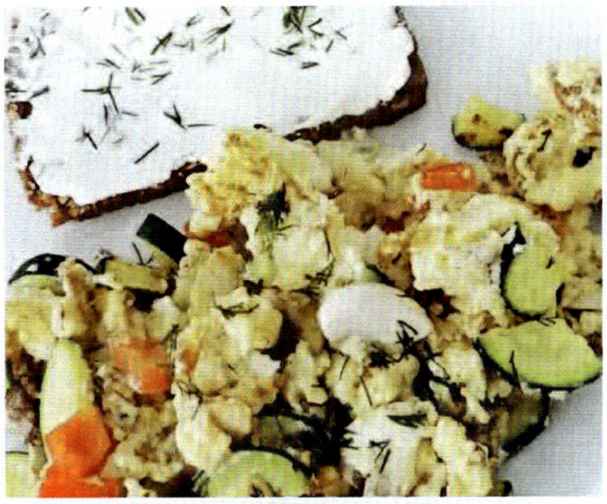

Zubereitung:

1. Gemüse in mundgerechte Stücke schneiden und in einer Pfanne mit etwas Öl kurz anbraten
2. Eier dazu geben, umrühren und kurz mit Braten
3. Brot mit Frischkäse beschmieren und mit Eier servieren

Fett: 23, KH: 36, EW: 22. Insgesamt: 437 kcal

Mittagessen: *Lachfilet mit Buchweizen und Kaisergemüse*

Zutaten:

150 gr Lachfilet (frisch oder TK), 100 gr Buchweizen, 200 gr Kaisergemüse (TK), Salz, Pfeffer, Zitronensaft, Gewürze nach Wahl

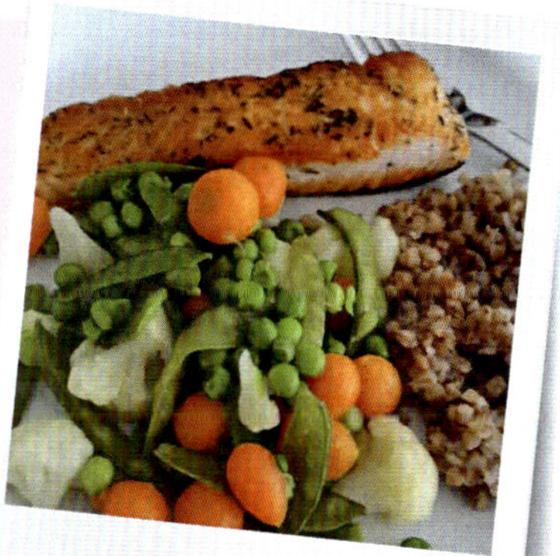

Zubereitung:

1. Buchweizen nach Packungsanweisung zubereiten
2. Fisch würzen, mit Zitronensaft betröufeln und in einer Pfanne mit etwas Öl braten
3. Gemüse in einem Topf dünsten
4. Fisch mit Gemüse und Buchweizen servieren

Fett: 36, KH: 76, EW: 48. Insgesamt: 809 kcal

Abendessen: *Karottensalat*

Zutaten:

2 Karotten, ½ Knoblauchzehe, ½ TL Rapsöl, 1 EL fettarmer Creme fraîche, Salz, Pfeffer

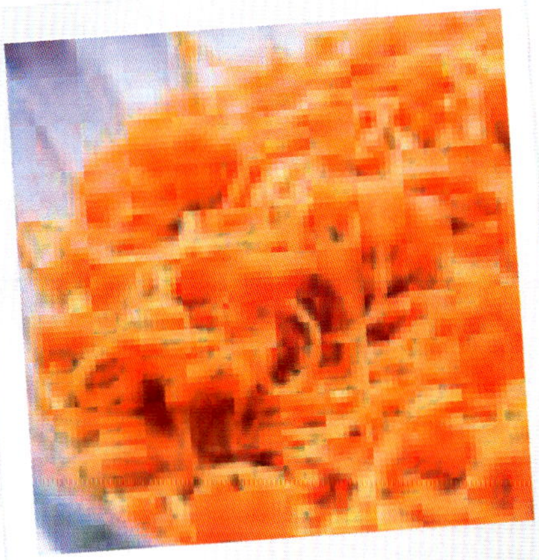

Zubereitung:

1. Karotten fein raspeln, Knoblauch pressen und zugeben
2. Mit Öl, Salz, Pfeffer und Creme fraîche würzen

Fett: 7, KH: 22, EW: 4. Insgesamt: 165 kcal

Gesamt:

Fett: 66, KH: 134, EW: 74= 1411 kcal

Frühstück: *Gemüse-Omelette*

Zutaten:

2 Eier, 2 EL Milch, 100 gr Gemüse (Brokkoli, Paprika), Salz, Pfeffer, etwas Rapsöl

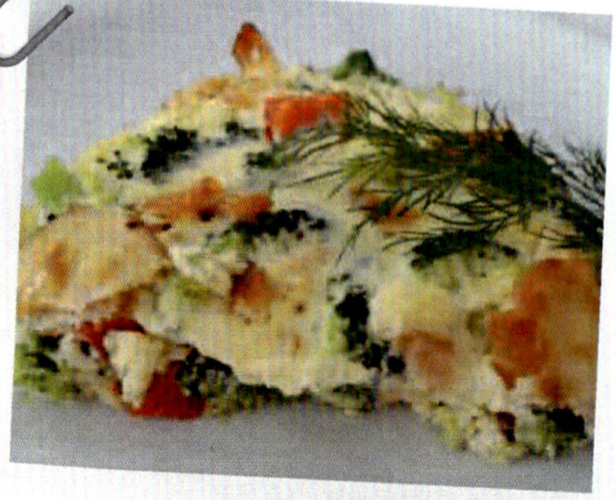

Zubereitung:

1. In einer Pfanne Öl erhitzen und Gemüse scharf anbraten. Würzen
2. Eier verquirlen und in die Pfanne geben
3. Alles verrühren und auf unterster Stufe zugedeckt stocken lassen

Fett: 24, KH: 10, EW: 14. Insgesamt: 315 kcal

Mittagessen: *Hähnchen überbacken mit Gemüse und Mandeln*

Zutaten:

150 gr Hähnchenbrustfilet, 50 gr Champignons, 150 gr Gemüse nach Wahl (Zucchini, Karotten, Paprika, grüne Bohnen u.Ä.), 30 gr Schafskäse, 30 gr Mandeln, 80 gr Reis, Salz, Pfeffer, etwas Rapsöl

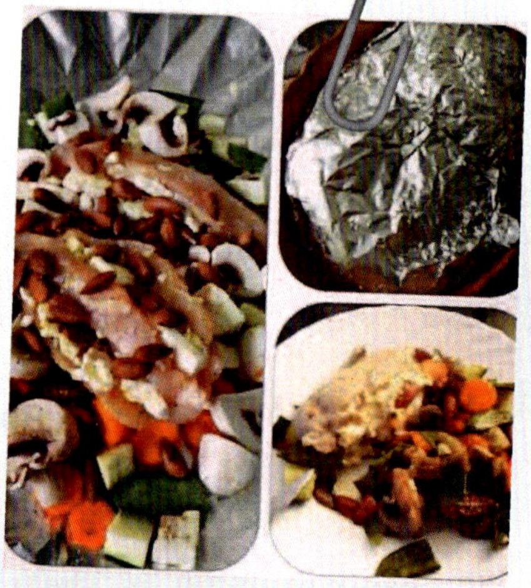

Zubereitung:

1. Reis nach Packungsanweisung zubereiten
2. Gemüse in mundgerechte Stücke schneiden
3. In Hähnchenfilet einen Schlitz schneiden und auf Alufolie legen
4. Gemüse, Champignons, Schafkäse und Mandel auf dem Fleisch verteilen, würzen und die Folie zumachen
5. Im Backoffen bei 200° circa 40 Minuten backen und mit Reis servieren

Fett: 47, KH: 47, EW: 65. Insgesamt: 852 kcal

Abendessen: *gebratene Garnelen oder Scampis*

Zutaten:

250 gr Garnelen oder Scampis (frisch oder TK), Salz, Pfeffer

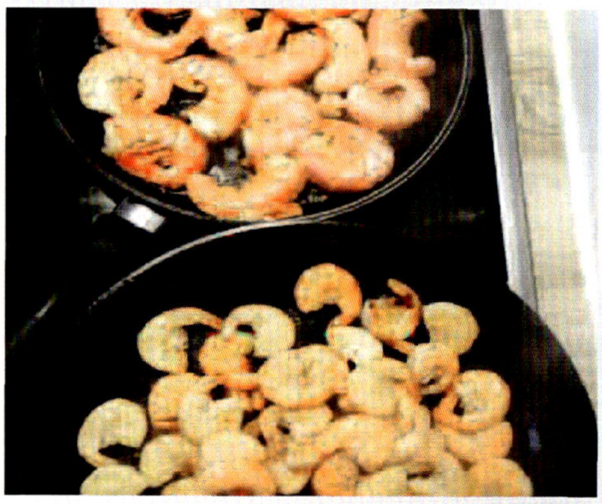

Zubereitung:

1. Garnelen nach Packungsanweisung zubereiten. Würzen und sofort servieren

Fett: 9, KH: 0, EW: 46. Insgesamt: 260 kcal

Gesamt:

Fett: 80, KH: 57, EW: 125= 1427 kcal

Frühstück: *Chia-Joghurt-Brei mit Banane*

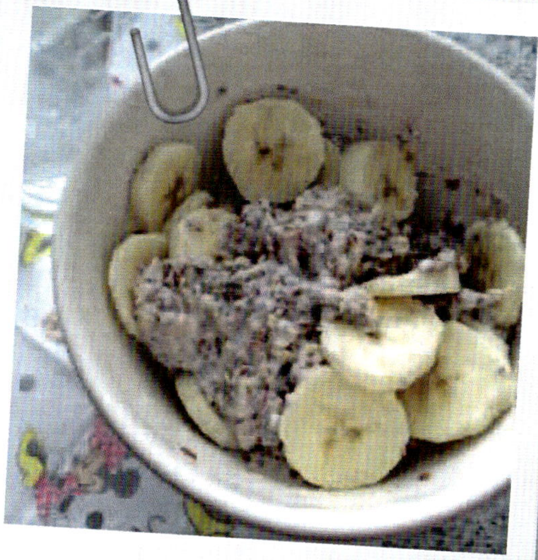

Zutaten:

250 gr Naturjoghurt (oder Magerquark), 50 gr Haferflocken, 1 EL Chiasamen, 2 EL Leinsamen, 1 Banane, Süßungsmittel nach Wahl

Zubereitung:

1. Banane in Scheiben schneiden und mit anderen Zutaten vermengen
2. Mit Süßungsmittel nach Wahl süßen

Fett: 12, KH: 61, EW: 20. Insgesamt: 416 kcal

Mittagessen: *Sonnenweizen-Salat*

**perfekt zum Mitnehmen*

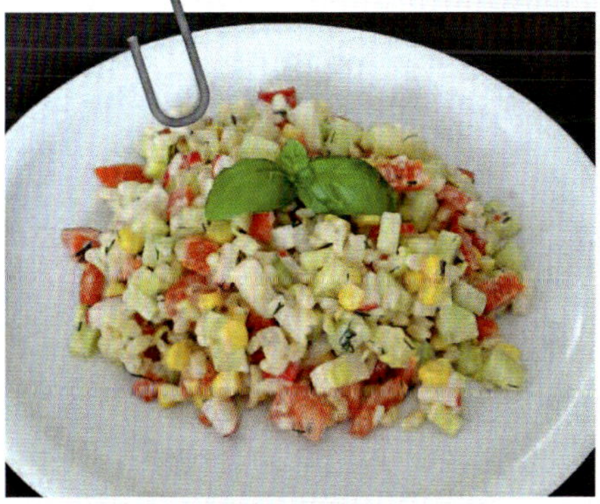

Zutaten:

80 gr Sonnenweizen (abgekocht & abgekühlt), ½ Kohlrabi, ½ rote Paprika, ¼ Gurke, 4 Radieschen, 1 Tomate, 1 – 2 EL Mais, etwas Lauch, 2 EL Naturjoghurt, Salz, Pfeffer

Zubereitung:

1. Gemüse in Würfel schneiden und mit Sonnenweizen mischen
2. Mit Jogurt, Salz und Pfeffer würzen

Fett: 17, KH: 88, EW: 18. Insgesamt: 563 kcal

Abendessen: *Hähnchen mit Gemüse*

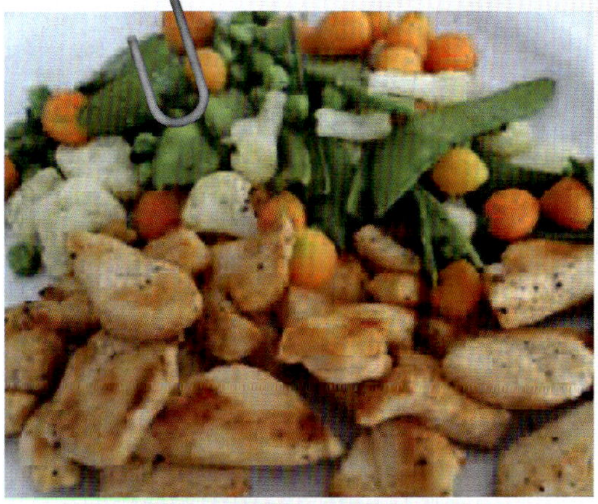

Zutaten:

150 gr Hähnchengeschnetzeltes, 150 gr Gemüsemischung (TK), Salz, Pfeffer, etwas Rapsöl

Zubereitung:

1. Geschnetzeltes in einer Pfanne braten. Würzen
2. Gemüse dünsten und mit Fleisch servieren

Fett: 17, KH: 20, EW: 50. Insgesamt: 429 kcal

Gesamt:

Fett: 46, KH: 196, EW: 88= 1408 kcal

Frühstück: *Mikrowellen-Törtchen*

Zutaten:

1 Ei, ½ Banane, 1 TL Kakao, 1 TL Backpulver, 30 gr Haferflocken, 2 EL Milch (oder Sojamilch), Süßungsmittel nach Wahl
Topping: Magerquark, etwas Milch und Obst/Früchte nach Wahl

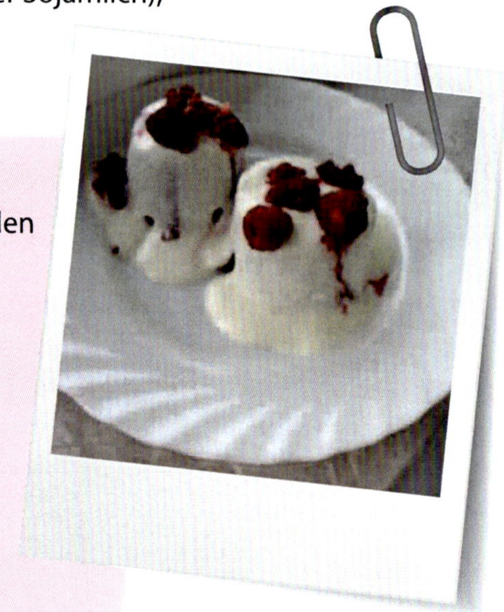

Zubereitung:

1. Banane in einem hohen Becher in der Mikrowelle ca. 20 - 30 Sekunden weich machen und zerquetschen
2. Haferflocken hinzugeben und umrühren
3. Kakao, Backpulver, Ei, Milch, Süßungsmittel nach Wahl dazugeben und vermischen bis eine Masse entsteht
4. Becher in die Mikrowelle für 1 ½ Minute stellen
5. Topping zubereiten: Quark mit etwas Milch vermengen, süßen
6. Kuchen aus der Mikrowelle nehmen, auf ein Teller legen und mit Topping sowie Früchten nach Wahl dekorieren

Fett: 2, KH: 36, EW: 16. Insgesamt: 217 kcal

Mittagessen: *Hähnchenbrustfilet mit Buchweizen*

Zutaten:

150 gr Hähnchenbrustfilet, 100 gr Buchweizen, 150 gr Gemüse nach Wahl (oder Salat), Salz, Pfeffer, etwas Rapsöl

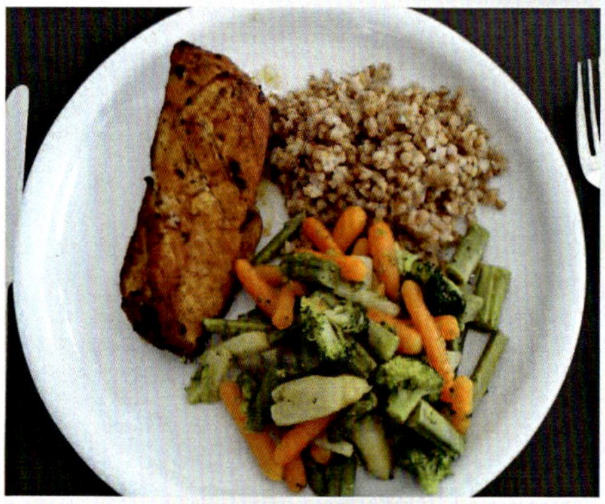

Zubereitung:

1. Buchweizen nach Packungsanweisung zubereiten
2. Hähnchen würzen und braten
3. Gemüse dünsten oder braten, würzen und mit Fleisch und Buchweizen servieren

Fett: 39, KH: 91, EW: 60. Insgesamt: 930kcal

Abendessen: *Zucchini-Suppe*

Zutaten:

1 große Zucchini, ½ Zwiebel, 400 ml Gemüsebrühe, Salz, Pfeffer, Rapsöl

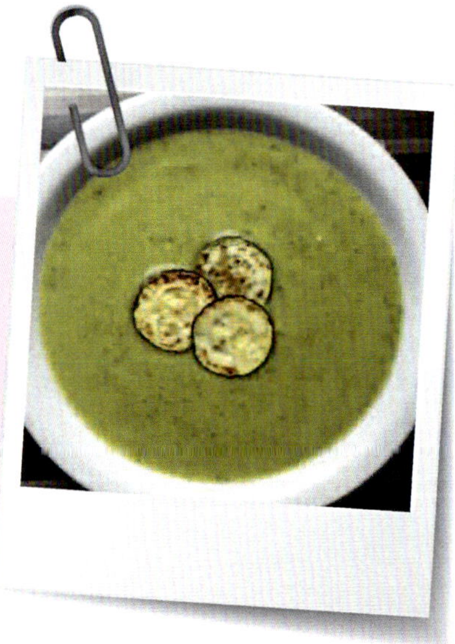

Zubereitung:

1. Zwiebel klein hacken, Zucchini in grobe Würfel schneiden
2. Zwiebel in einem Topf mit etwas heißem Öl andünsten
3. Zucchini dazugeben und mit Wasser ablöschen. Gemüsebrühe zugeben und circa 30 Minuten bei geschlossenem Deckel köcheln lassen

Fett: 5, KH: 17, EW: 6. Insgesamt: 127 kcal

Gesamt:

Fett: 46, KH: 144, EW: 82= 1274 kcal

Frühstück: Süßkartoffel-Zucchini-Omelette

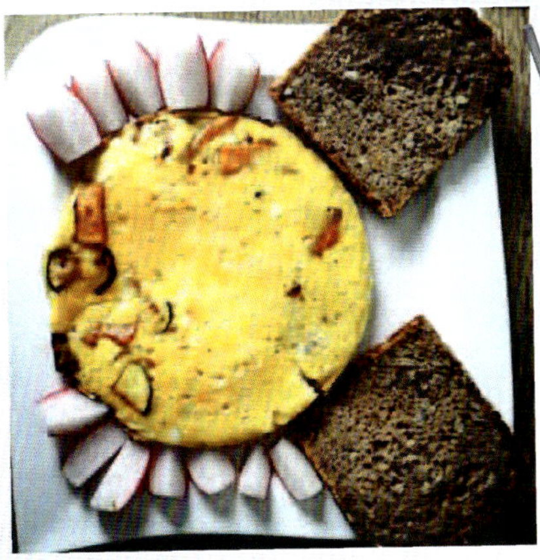

Zutaten:

30 gr Süßkartoffel, 40 gr Zucchini, 3 Eier + 1 Eiweiß, Salz, Pfeffer, etwas Rapsöl

Zubereitung:

1. Zucchini und Süßkartoffeln in dünne Scheiben schneiden und in etwas heißem Öl anbraten
2. Eier verquirlen, würzen und in die Pfanne gießen
3. Zugedeckt auf kleinster Stufe circa 5 Minuten stocken lassen

Fett: 29, KH: 32, EW: 22. Insgesamt: 485 kcal

Mittagessen: Hähnchen-Burger mit Salat

Zutaten:

Salat nach Wahl, 200 g Hähnchenbrustfilet, 2 gekochte Eier (nur Eiweiß), 1 EL Sojasauce, 1 EL Sonnenblumenkerne, 2 EL Vollkornmehl, etwas Schnittlauch, Salz, Pfeffer, etwas Rapsöl

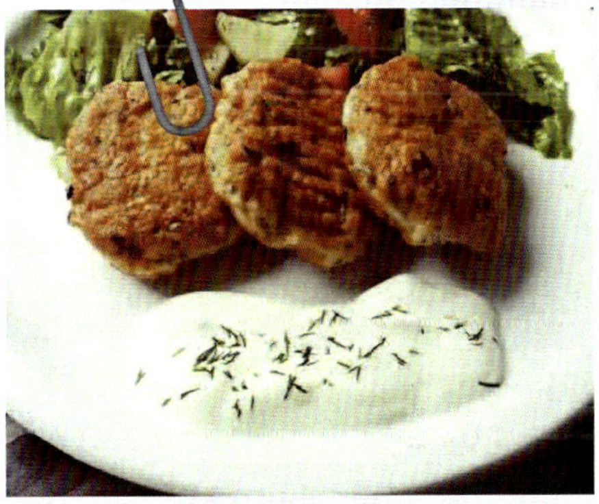

Zubereitung:

1. Alle Zutaten in einem Mixer mixen bis eine feine Masse entsteht
2. Aus der Masse Burger formen und in etwas Öl goldbraun von beiden Seiten anbraten
3. Mit einem knackigen Salat servieren

Fett: 41, KH: 24, EW: 74. Insgesamt: 775 kcal

Abendessen: Thunfisch-Pizza

Zutaten:

1 Dose Thunfisch (im eigenen Saft), 150 g passierte Tomaten, etwas geriebener Käse, Belag nach Wahl, 1 Ei, Salz, Pfeffer

Zubereitung:

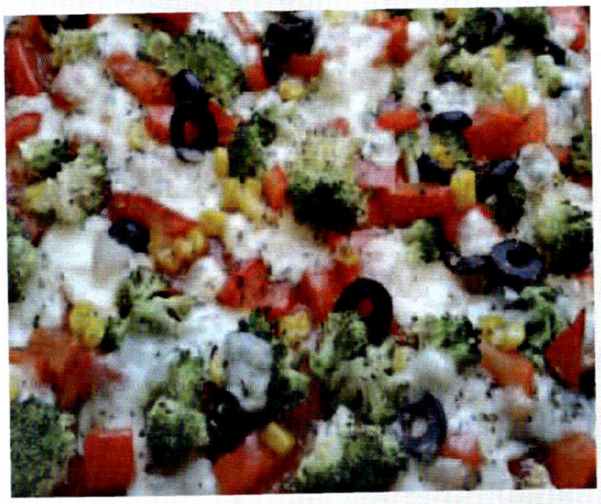

1. Thunfisch abtropfen lassen und mit Eier verquirlen
2. Thunfisch-Masse auf einem Backblech auf Backpapier als Teig dünn auslegen und im Backoffen bei 180° 10 Minuten backen
3. Thunfisch-Teig herausnehmen, mit passierten Tomaten bestreichen, mit Belag belegen (z.B. Champignons, Brokkoli, Hähnchen Brust, Paprika, Mais, Oliven u.Ä.), mit Käse bestreuen und weitere 10 Minuten backen

Fett: 34, KH: 8, EW: 95. Insgesamt: 726 kcal

Gesamt:

Fett: 104, KH: 64, EW: 191 = 1986 kcal

Frühstück: *Quinoa-Porridge*

Zutaten:

½ Tasse Quinoa, 1 ½ Tasse Milch (oder Sojamilch), 1 Tasse Wasser, Süßungsmittel nach Wahl, Prise Salz, etwas Zimt, ½ Banane und eine Handvoll Blaubeeren (oder andere Früchte)

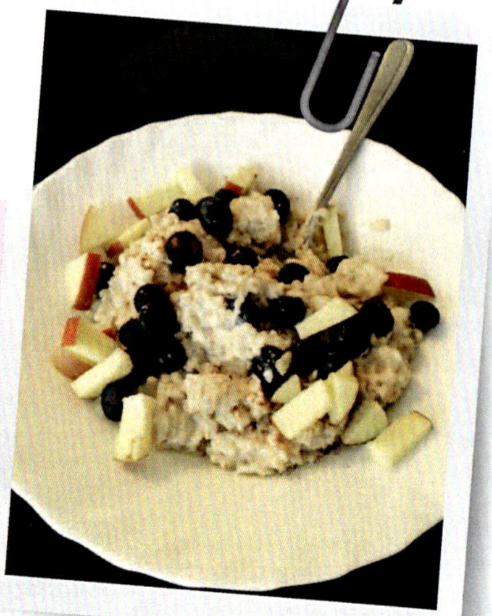

Zubereitung:

1. Alle Zutaten (außer Zimt und Süßmittel) miteinander vermischen und langsam zum Kochen bringen. Zugedeckt auf kleinster Stufe circa 5 Minuten quellen lassen. Nach Wunsch süßen
2. Zimt drüber streuen und mit Früchte/Obst nach Wahl servieren

Fett: 9, KH: 96, EW: 25. Insgesamt: 550 kcal

Mittagessen: *Reis-Gemüse-Pfanne*

Zutaten:

½ Karotte, ½ Zucchini, 3 Champignons, ½ Paprika, 100 gr Buschbohnen, 50 g Naturreis, ½ Knoblauchzehe, 100 ml Gemüsebrühe, Salz, Pfeffer, etwas Rapsöl

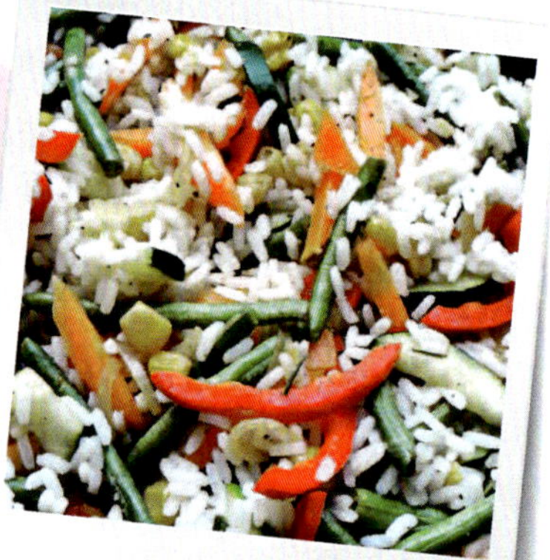

Zubereitung:

1. Reis nach Packungsanweisung kochen
2. Gemüse in mundgerechte Stücke schneiden
3. Knoblauch würfeln und im heißen Öl anbraten. Gemüse hinzufügen und ca. 5 – 10 Minuten mitbraten. Gemüsebrühe reingießen, würzen
4. Reis dazugeben, umrühren und vom Herd nehmen

Fett: 15, KH: 30, EW: 7. Insgesamt: 272 kcal

Abendessen: *Brokkoli-Lachs-Quiche*

Zutaten:

125 gr Brokkoli, 2 Eier, 40 gr fettarmer Frischkäse, 25 ml Milch, 50 gr Räucherlachs, Salz, Pfeffer, Prise Muskatnuss

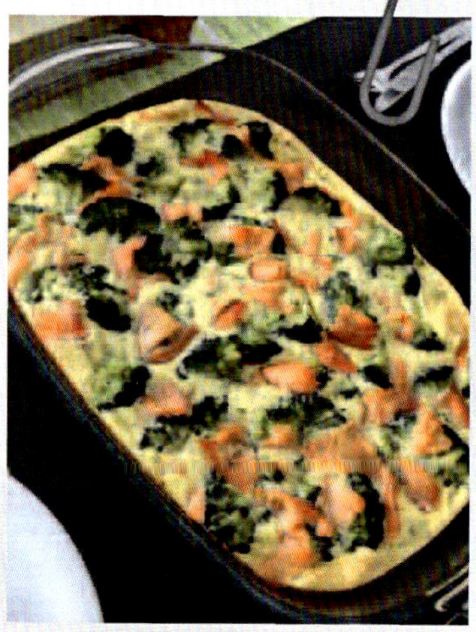

Zubereitung:

1. Brokkoli kurz blanchieren
2. Räucherlachs in Stücke schneiden und in eine Auflaufform legen. Brokkoli dazu geben und alles gleichmäßig verteilen
3. In einer Schüssel Eier mit Frischkäse und Milch verrühren und würzen
4. Eiermasse auf Brokkoli und Lachs gleichmäßig gießen
5. Im Backofen bei 200° circa 30 Minuten backen

Fett: 18, KH: 13, EW: 29. Insgesamt: 334 kcal

Gesamt:

Fett: 42, KH: 139, EW: 61= 1156 kcal

Frühstück: *Tomate-Rucola-Ei-Brot*

Zutaten:

3 Eier, 5 Cocktailtomaten. 1 Brötchen (Dinkel oder Vollkorn), etwas Frischkäse, etwas Rucola, Salz, Pfeffer

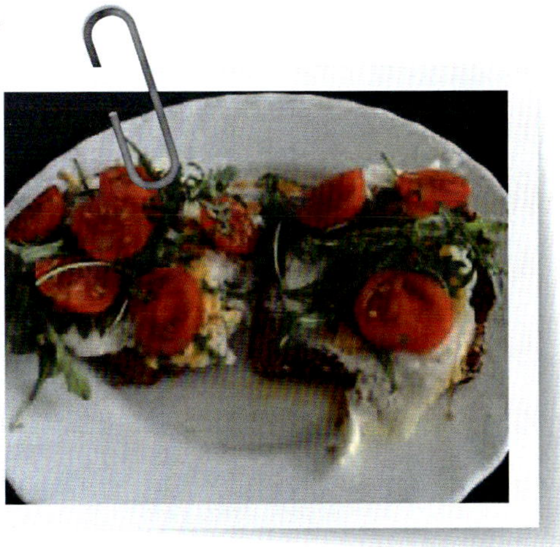

Zubereitung:

1. Spiegelei zubereiten, würzen
2. Brötchen halbieren und mit Frischkäse bestreichen. Spiegelei, Tomaten und Rucola drauflegen und sofort servieren

Fett: 23, KH: 33, EW: 25. Insgesamt: 438 kcal

Mittagessen: *Spaghetti mit Garnelen und Rucola*

Zutaten:

100 gr Vollkornspaghetti, 150 gr Garnelen (TK oder frisch), ½ Knoblauchzehe, eine Handvoll Rucola, 1 TL Tomatenmark, 80 ml Gemüsebrühe, Salz, Pfeffer

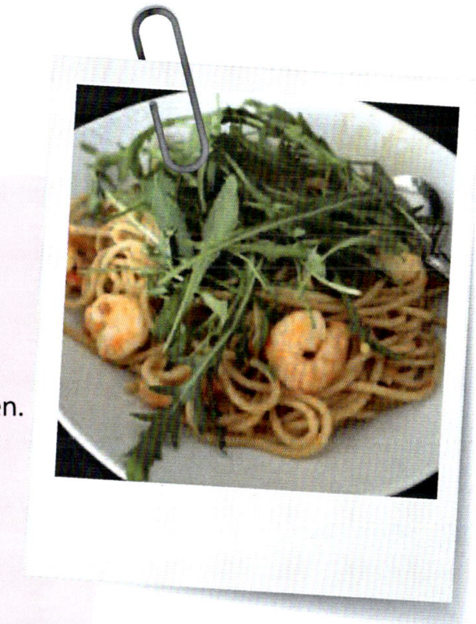

Zubereitung:

1. Spaghetti nach Packungsanweisung zubereiten
2. Garnelen in einer Pfanne mit gehacktem Knoblauch scharf anbraten, würzen
3. Tomatenmark dazugeben, umrühren und mit Gemüsebrühe ablöschen. Ca 2 – 3 Minuten köcheln lassen
4. Spaghetti hinzugeben, umrühren und 1 Minute auf höchsten Stufe mitbraten
5. Spaghetti mit Rucola auf einem Teller servieren

Fett: 19, KH: 67, EW: 43. Insgesamt: 621 kcal

Abendessen: *Thunfisch-Ei-Salat*

Zutaten:

½ Dose Thunfisch, 1 gekochtes Ei, 1 Tomate, ½ Gurke, ca. 8 – 10 Oliven, etwas Parmesankäse, Salz, Pfeffer, etwas Rapsöl

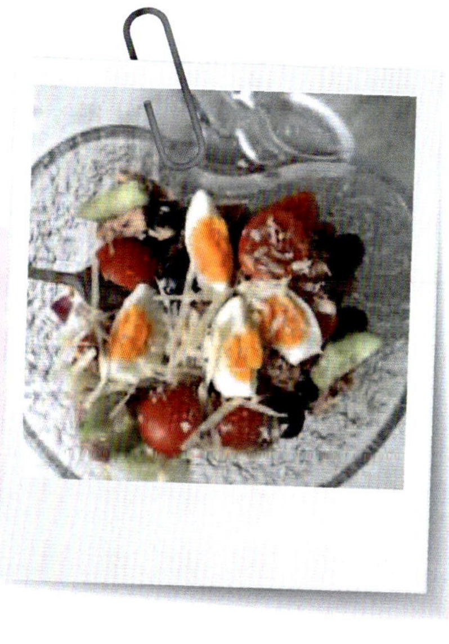

Zubereitung:

1. Gemüse in mundgerechte Stücke schneiden, Ei vierteln
2. Thunfisch mit Gemüse vermischen, mit Salz, Pfeffer und würzen
3. Ei drauflegen und mit Parmesan Käse bestreuen

Fett: 23, KH: 13, EW: 34. Insgesamt: 385 kcal

Gesamt:

Fett: 65, KH: 113, EW: 102= 1444 kcal

Tag 23

Frühstück: *gefülltes Omelette*

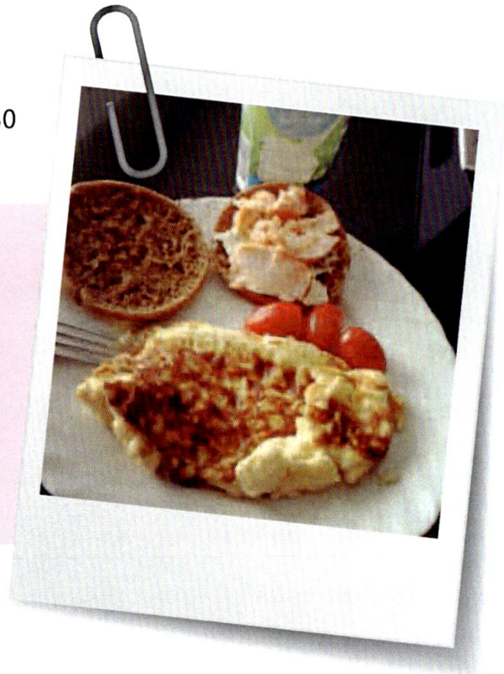

Zutaten:

2 – 3 Eier, 2 EL Milch, 1 Brötchen (Dinkel oder Vollkorn), etwas Frischkäse, 30 gr Schafskäse, 5 Cocktailtomaten, Salz, Pfeffer, etwas Rapsöl

Zubereitung:

1. Eier mit Milch verquirlen, salzen, pfeffern und Omelett backen
2. Omelette auf einen Teller legen, mit Frischkäse bestreichen und auf einer Hälfte Schafkäse und In dünne Scheiben geschnittene Tomaten darauf verteilen. Zuklappen. Dazu ein Brötchen servieren

Fett: 37, KH: 34, EW: 32. Insgesamt: 598 kcal

Mittagessen: *russische Suppe „Borschtsch“*

Zutaten:

1 kg Suppenfleisch (oder 3 Liter Fertigbrühe), Suppengrün, 3 - 4 l Wasser,
4 mittelgroße Kartoffeln, 200 g Weißkohl, 1 Zwiebel, 1 Karotte, 2 gekochte Rote Beete, 300 ml passierte Tomaten, 1 Knoblauchzehe, etwas Petersilie, Salz, Pfeffer, etwas Rapsöl

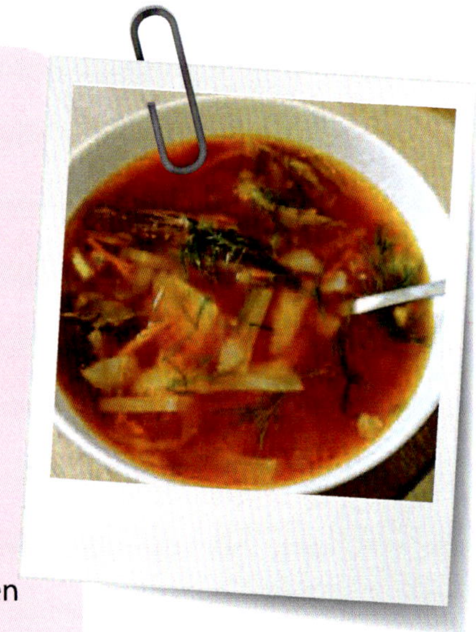

Zubereitung:

1. Suppenfleisch circa 2 Stunden mit Suppengrün im 3-4 l Wasser kochen. Dann durch Passiertuch gießen, salzen, pfeffern und in Würfel geschnittene Kartoffeln sowie in dünne Scheiben geschnittenes Weißkohl dazugeben und gar kochen
2. In der Zwischenzeit Zwiebel und Karotte klein hacken und in etwas Öl anbraten. In dünne Scheiben geschnittene Rote Beete und passierte Tomaten zugeben und circa 5 Minuten köcheln lassen, würzen und in Bouillon hinzufügen
3. Gekochtes Fleisch in kleine Stücke schneiden und ebenfalls in Bouillon geben
4. Alles umrühren, gepressten Knoblauch und frische Petersilie dazu geben und circa 20 Minuten ziehen lassen

Fett: 4, KH: 37, EW: 7. Insgesamt: 357 kcal

Abendessen: *Fischfilet mit Salat*

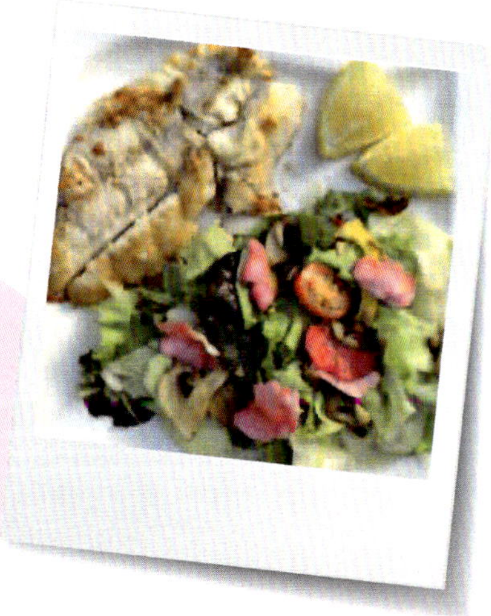

Zutaten:

200 gr Fischfilet nach Wahl, Salat nach Wahl, Salz, Pfeffer, etwas Rapsöl

Zubereitung:

1. Fischfilet würzen und im etwas Öl braten
2. Mit Salat nach Wahl servieren

Fett: 20, KH: 7, EW: 38. Insgesamt: 367 kcal

Gesamt:

Fett: 61, KH: 78, EW: 77= 1322 kcal

Frühstück: Buchweizen-Brei

Zutaten:

80 gr Buchweizen, 250 ml Milch, Süßungsmittel nach Wahl

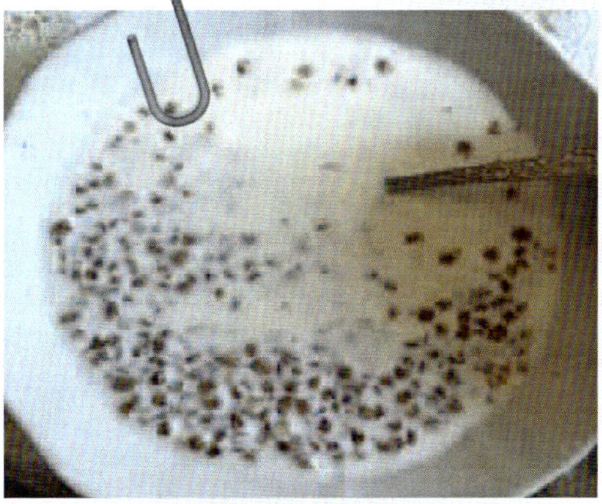

Zubereitung:

1. Buchweizen nach Packungsanweisung zubereiten
2. Milch zum Kochen bringen
3. Buchweizen mit Milch aufgießen und süßen

Fett: 7, KH: 84, EW: 22. Insgesamt: 463 kcal

Mittagessen: Lagman

Zutaten:

150 gr Rinderfilet, 1 mittelgroße Kartoffel, 1 Karotte, ½ Zwiebel, ¾ Aubergine, ¾ Zucchini, 1 Paprika, ½ Knoblauchzehe, 300 ml Wasser, 50 gr Vollkornspaghetti, Salz, Pfeffer, etwas Rapsöl

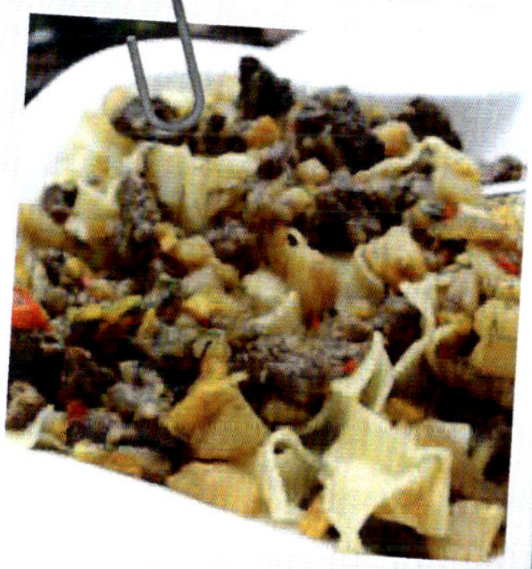

Zubereitung:

1. Gemüse waschen, ggfls. schälen und in kleine Stücke schneiden
2. Fleisch in dünne Streifen schneiden und in einer Pfanne mit sehr (!) heißem Öl von beiden Seiten goldbraun braten
3. Zwiebel und Knoblauch dazugeben und kurz mitbraten
4. Gemüse und Wasser zugeben, umrühren, würzen und zugedeckt bei mittlere Hitze ca. 20 – 30 Minuten köcheln lassen

Fett: 44, KH: 106, EW: 49. Insgesamt: 995kcal

Abendessen: Omelette-Wrap mit Räucherlachs

Zutaten:

2 ganze Eier und 1 Eiweiß, 100 gr Räucherlachs, etwas Frischkäse, Salz, Pfeffer

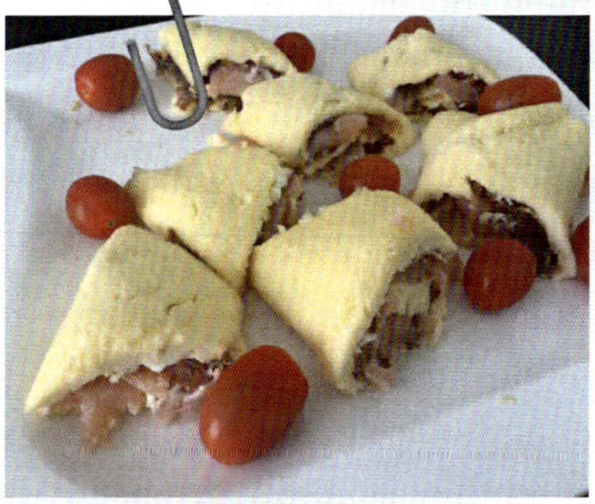

Zubereitung:

1. Eier aufschlagen, schaumig rühren, würzen und in einer sehr heißen Pfanne mit etwas Öl gießen
2. Sofort auf niedrigste Stufe stellen und zugedeckt ca. 5 Minuten stocken lassen
3. Omelette kurz abkühlen und mit Frischkäse bestreichen
4. Räucherlachs in Streifen schneiden und auf dem Omelette verteilen
5. Omelette zusammenrollen und in Stücke schneiden

Fett: 30, KH: 2, EW: 35. Insgesamt: 422 kcal

Gesamt:

Fett: 81, KH: 192, EW: 106= 1880 kcal

Tag 25

Frühstück: *Kartoffel-Zucchini-Puffer*

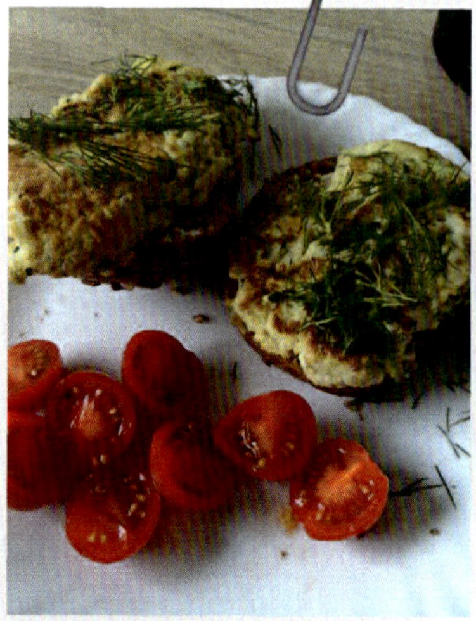

Zutaten:

1 Brötchen (Vollkorn oder Dinkel), 1 kleine Kartoffel, ½ Zucchini, 1 Ei, etwas Rapsöl, etwas Salz und Paprika edelsüß

Zubereitung:

1. Zucchini und geschälte Kartoffel fein raspeln und mit Ei verquirlen. Mit Salz, Pfeffer und Paprika würzen
2. In einer Pfanne etwas Öl erhitzen, von der Zucchini-Ei-Masse kleine Puffer auf beiden Seiten goldbraun ausbacken
3. Auf Brot kalt oder warm servieren

Fett: 21, KH: 42 EW: 12. Insgesamt: 391 kcal

Mittagessen: *Fischfilet mit Belugalinsen*

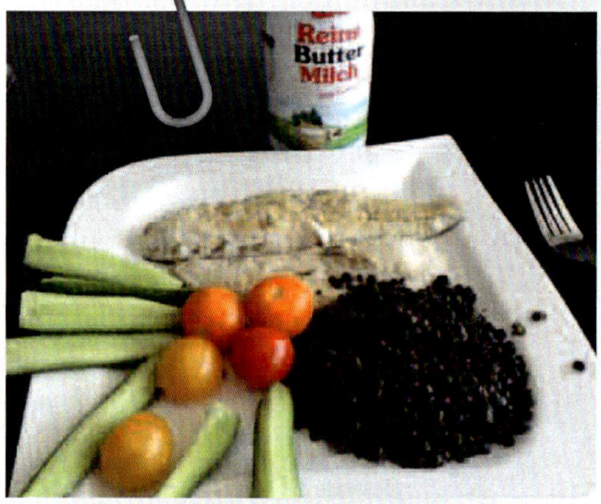

Zutaten:

150 gr Fischfilet nach Wahl, 80 gr Belugalinsen (oder normale Linsen bzw. Naturreis), Salz, Pfeffer

Zubereitung:

1. Belugalinsen nach Packungsanweisung zubereiten
2. Fischfilet nach Packungsanweisung braten oder dünsten
3. Mit Salat nach Wahl oder Rohkost servieren

Fett: 34, KH: 39, EW: 60. Insgesamt: 676 kcal

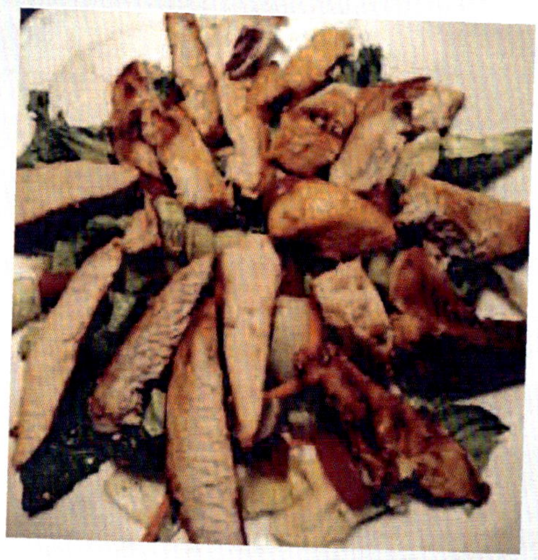

Abendessen: *Salat mit Hähnchenbrust*

Zutaten:

100 gr Salat nach Wahl (z.B. Eisberg-, Kopf- oder Blattsalat), 1 Tomate, ¼ Gurke, 1 Karotte, 100 gr Hähnchenbrustfilet, 30 ml Balsamico-Dressing

Zubereitung:

1. Gemüse in mundgerechte Stücke schneiden und zusammen mischen
2. Hähnchenbrust in Streifen schneiden und anbraten
3. Salat mit Dressing würzen und mit Fleisch servieren

Fett: 3, KH: 20, EW: 28. Insgesamt: 207 kcal

Gesamt:

Fett: 58, KH: 101, EW: 100= 1274 kcal

Frühstück: Schokocreme-Brot

Zutaten:

2 Scheiben Vollkornbrot, 2 EL Mandel- oder Haselnussmuss, ½ TL Kakao, etwas Süßmittel (z.B. Süßstoff), ½ Banane

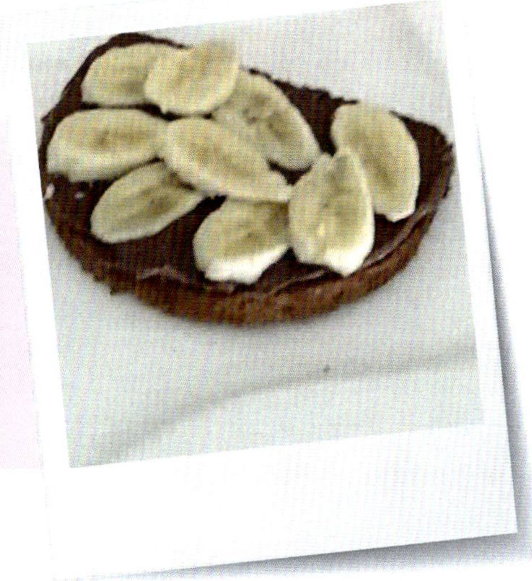

Zubereitung:

1. Mandelmuss mit Kakao und Süßmittel verrühren und damit Brot bestreichen
2. Banane in Scheiben schneiden und auf dem Brot verteilen

Fett: 8, KH: 40, EW: 8. Insgesamt: 258 kcal

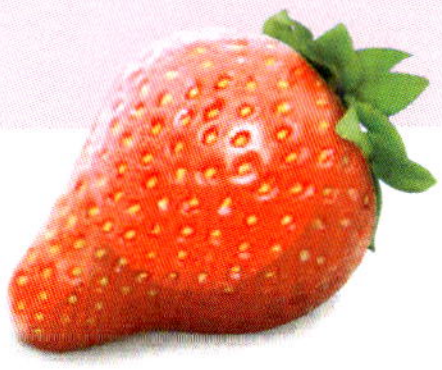

Mittagessen: Lachs mit Buchweizen-Pfanne

Zutaten:

150 gr Lachsfilet, 80 gr Buchweizen, 150 gr Gemüse nach Wahl (z.B. Erbsen, Paprika, Zucchini, Zwiebel), Salz, Pfeffer, etwas Rapsöl

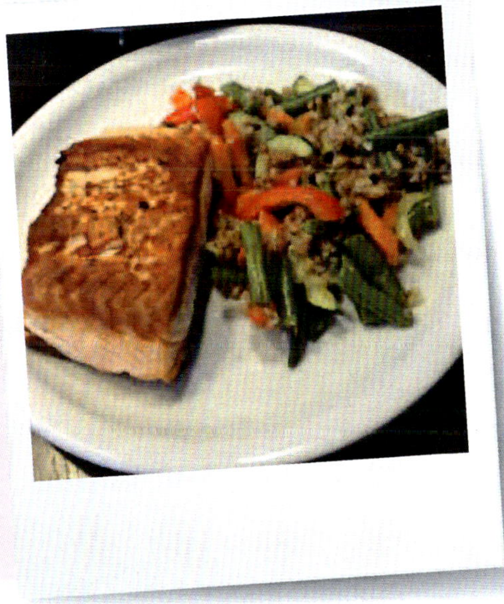

Zubereitung:

1. Buchweizen nach Packungsanweisung zubereiten
2. Lachs würzen und in einer Pfanne mit etwas Öl braten
3. Gemüse klein schneiden und in einer Pfanne anbraten. Buchweizen hinzugeben, würzen, umrühren und kurz mitbraten
4. Mit Lachs servieren

Fett: 50, KH: 77, EW: 48. Insgesamt: 916 kcal

Abendessen: Steak mit Tomaten-Salat

Zutaten:

200 gr Rindersteak, 2 Tomaten, 30 ml Balsamico-Sauce, Salz, Pfeffer, etwas Rapsöl

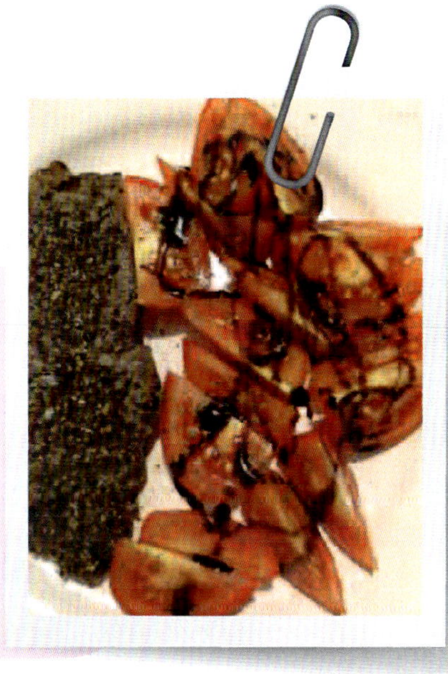

Zubereitung:

1. Steak 3 Minuten von beiden Seiten braten, auf Alufolie legen, würzen und für ca 10 Minuten bei 80-100 °C in den Ofen stellen
2. Tomate in Stücke schneiden, salzen, pfeffern und mit Balsamico-Sauce verfeinern

Fett: 22, KH: 14, EW: 44. Insgesamt: 421 kcal

Gesamt:

Fett: 80, KH: 131, EW: 100= 1595 kcal

Frühstück: Weizengrießbrei mit Blaubeeren und Banane

Zutaten:

3 EL Hartweizengrieß, 1 EL fettarme Crème fraîche, 100 ml fettarme Milch, 100 ml Wasser, etwas Süßungsmittel (z.B. Süßstoff), 1 Banane

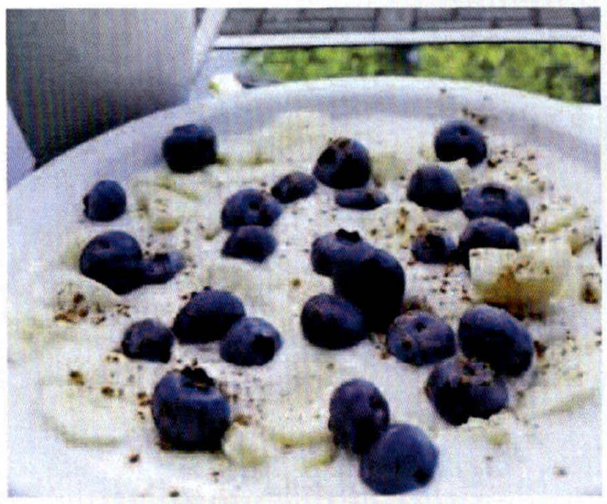

Zubereitung:

1. Milch und Wasser aufkochen, salzen und langsam den Grieß zugeben. Bei kleiner Hitze ca. 5 Minuten köcheln lassen. Crème fraîche unterrühren, süßen
2. Mit Banane und Blaubeeren servieren

Fett: 4, KH: 40, EW: 9. Insgesamt: 233 kcal

Mittagessen: Fischfilet mit Buchweizen und Brokkoli-Salat

Zutaten:

150 gr Fischfilet, 80 gr Buchweizen, 100 gr Brokkoli (roh), ½ Apfel,
½ Paprika, ½ TL Senf, ½ Handvoll Pinienkerne, 1 EL Apfelessig, Schuss Olivenöl, Salz, Pfeffer

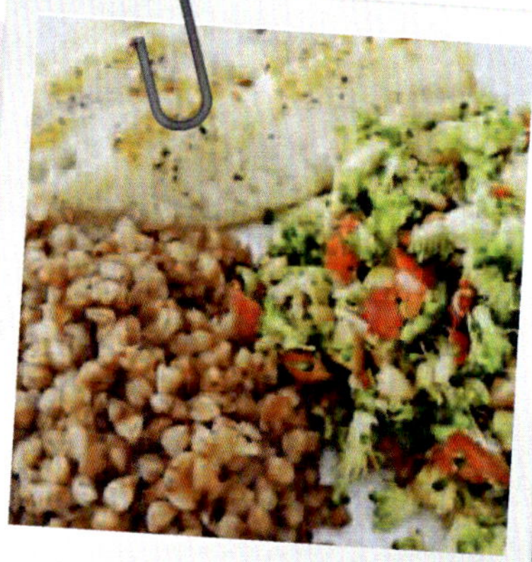

Zubereitung:

1. Buchweizen nach Packungsanweisung zubereiten
2. Fischfilet würzen und braten
3. Salat zubereiten: Gemüse in kleine Stücke schneiden.
4. Pinienkerne, Senf, Apfelessig, Olivenöl, Salz, Pfeffer vermischen und damit Salat würzen

Fett: 47, KH: 77, EW: 40. Insgesamt: 857 kcal

Abendessen: Blumenkohl-Pizza

Zutaten:

250 gr Blumenkohl, 150 gr passierte Tomaten, 1 Ei, 1 Knoblauchzehe, Salz, Pfeffer
Belag: Handvoll Oliven, 1 Paprika, 50 gr Brokkoli, 150 gr fettarmer Käse

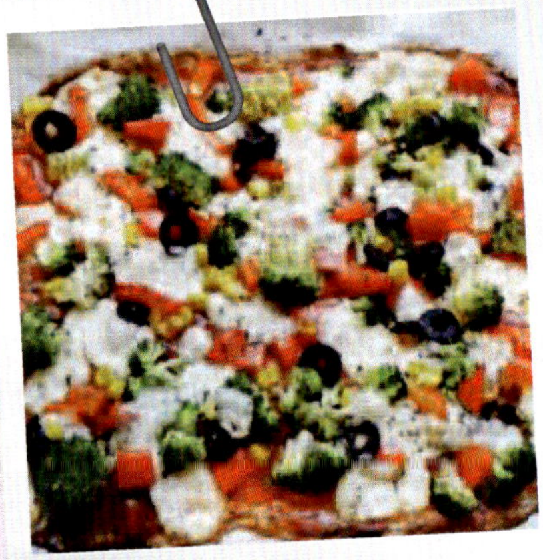

Zubereitung:

1. Blumenkohl im Salzwasser weich kochen und im Küchenmixer zerkleinern bis es wie ein Brei aussieht
2. Blumenkohlmasse in einen Topf (ohne Öl) geben und ca. 8 Minuten garen
3. Ei, Salz, Pfeffer und den zerdrückten Knoblauch unterrühren, alles auf dem Backblech wie Pizzateig verteilen und bei 230° circa 15 Minuten ausbacken
4. Aus dem Ofen nehmen, mit passierten Tomaten bestreichen, mit Belag belegen und weitere 10 Minuten ausbacken

Fett: 17, KH: 16, EW: 28. Insgesamt: 321 kcal

Gesamt:

Fett: 68, KH: 133, EW: 77= 1411 kcal

Frühstück: Belegtes Brötchen und Ei

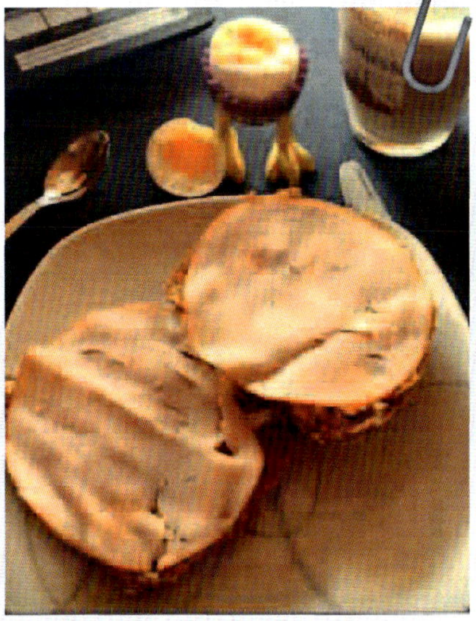

Zutaten:

1 Brötchen (Vollkorn oder Dinkel), 2 Scheiben Hähnchenbrust, etwas Frischkäse, 1 – 2 Eier

Zubereitung:

1. Brötchen halbieren, mit Frischkäse bestreichen und mit Hähnchenbrust belegen
2. Ei kochen und dazu servieren

Fett: 14, KH: 24, EW: 20. Insgesamt: 306 kcal

Mittagessen: Hähnchen-Gemüse-Auflauf

Zutaten:

150 gr TK-Gemüsemix, 150 gr Hähnchen, 80 gr Kartoffeln, ca. 20 gr geriebener Käse, 80 ml Milch, 100 ml Gemüsebrühe, 1 TL Dinkelmehl, Salz, Pfeffer

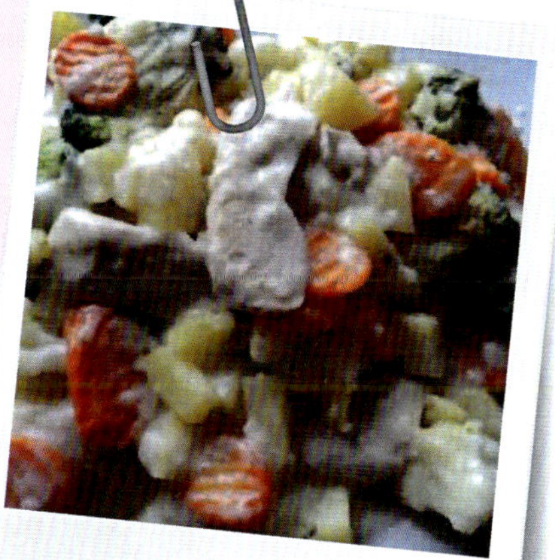

Zubereitung:

1. Gemüsemix und Kartoffeln (in Stücken) ca. 5 Minuten kochen
2. Hähnchen in Stücke schneiden und in eine Auflaufform legen. Gemüsemix und Kartoffeln darauf verteilen
3. Gemüsebrühe mit Milch zum Kochen bringen, mit Salz und Pfeffer würzen, Käse und Mehl zufügen und kurz köcheln lassen. Alles in die Auflaufform geben
4. Bei 180° (Umluft) 30 Minuten im Backofen backen

Fett: 44, KH: 32, EW: 58. Insgesamt: 777 kcal

Abendessen: Garnelen mit Blumenkohl

Zutaten:

150 gr Brokkoli, 200 gr Garnelen, Salz, Pfeffer

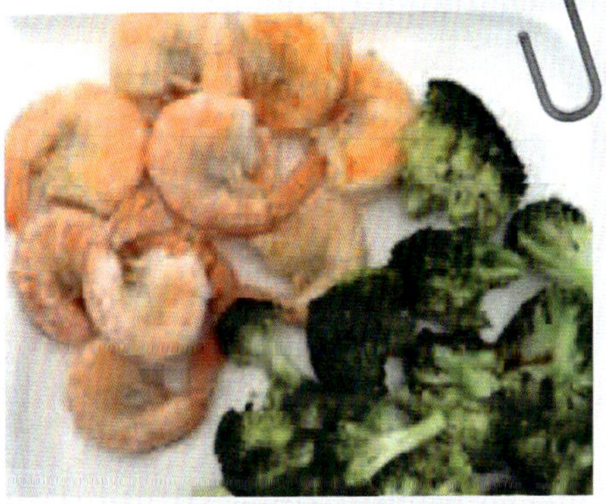

Zubereitung:

1. Garnelen nach Packungsanweisung zubereiten
2. Brokkoli in Stücke schneiden und in einer Pfanne blanchieren, salzen, pfeffern

Fett: 4, KH: 10, EW: 41. Insgesamt: 227 kcal

Gesamt:

Fett: 62, KH: 66, EW: 119= 1310 kcal

Frühstück: Rührei mit Champignons

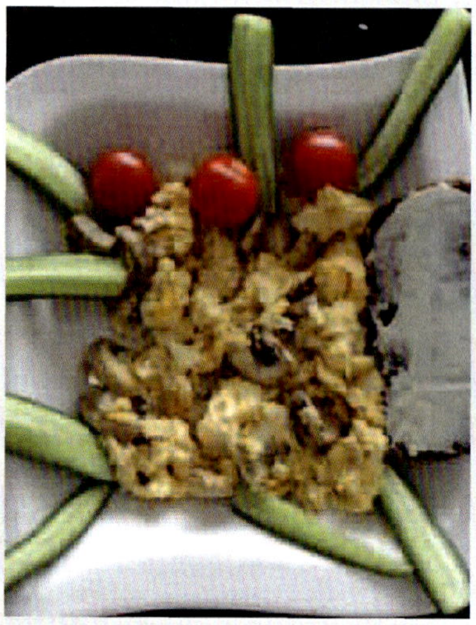

Zutaten:

1 – 2 Scheiben Vollkornbrot, 3 Eier, 1 großer Champignon, Rohkost nach Wahl, etwas Frischkäse, Salz, Pfeffer, etwas Rapsöl

Zubereitung:

1. Champignon in Stücke schneiden und in einer Pfanne scharf anbraten
2. Eier zufügen und schnell rühren. Salzen, pfeffern und sofort vom Herd nehmen
3. Mit Rohkost und Brot mit Frischkäse servieren

Fett: 32, KH: 34, EW: 26. Insgesamt: 527 kcal

Mittagessen: Reis mit Makrelen

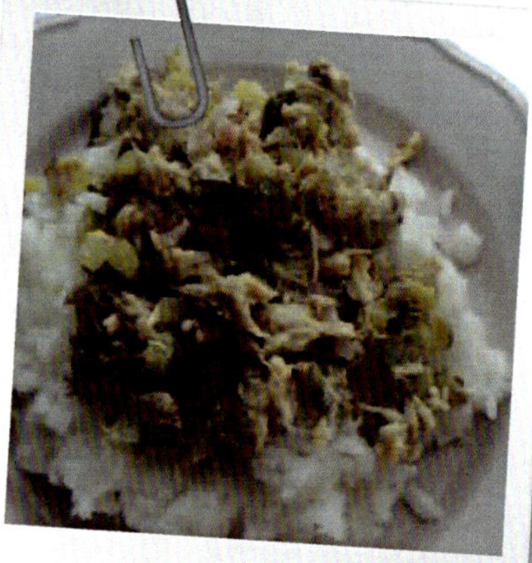

Zutaten:

80 gr Naturreis, 1 Dose Makrelen, ½ kleine Zwiebel, 2 kleine Gewürzgurken, Salz, Pfeffer

Zubereitung:

1. Reis nach Packungsanweisung zubereiten
2. Makrelen abtropfen, Zwiebel und Gurken klein hacken, alles vermischen und auf Reis verteilen

Fett: 25, KH: 26, EW: 23. Insgesamt: 416 kcal

Abendessen: Oopsies-Burger

Zutaten:

2 Eier, 50 g Frischkäse oder Magerquark, etwas Salz, eine Prise Backpulver
Belag: 100 gr Hähnchenbrust, Eisbergsalat, 1 – 2 Gewürzgurken, ½ Tomate, etwas Senf und Ketchup

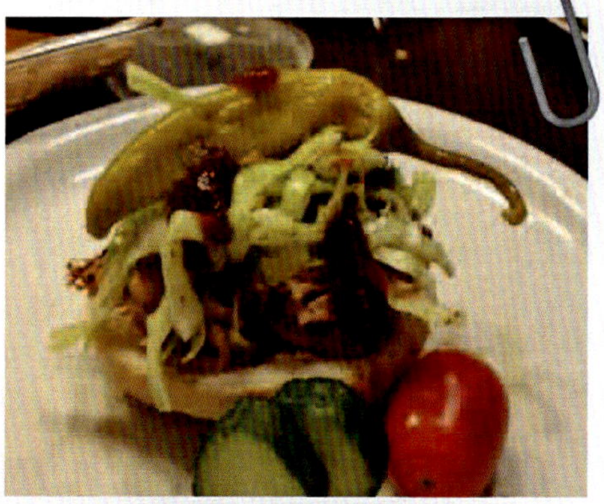

Zubereitung:

1. Eiweiß und Eigelb trennen
2. Eiweiß mit etwas Salz mit Schneebesen oder Handrührgerät sehr steif schlagen
3. In einer separaten Schüssel Eigelb mit Frischkäse und Backpulver rühren und beide Mischungen vorsichtig miteinander mischen
4. Auf einem Backblech mit Backpapier 6 Oopsies auslegen und im Backoffen bei 150 Grad ca. 25 Minuten ausbacken (OFEN BIS ZUM SCHLUSS NICHT ÖFFNEN).
   Oopsies in der Mitte halbieren (wie Burger-Brot)
5. Mit Ketchup und Senf bestreichen und mit gebratenen Hähnchenfleisch, Salat, Gurken, Tomaten belegen

Fett: 25, KH: 8, EW: 47. Insgesamt: 458 kcal

Gesamt:

Fett: 82, KH: 68, EW: 96= 1401 kcal

Frühstück: TFM-Pancakes mit Banane

Zutaten:

250 g Magerquark, 1 Eier, 1 EL Agavendicksaft, 25 g zarte Haferflocken, 1 reife Banane, Schokocreme

Zubereitung:

1. Schokocreme zubereiten (s. Tag 26)
2. Alle Zutaten in eine Schüssel geben und gut vermengen
3. Eine beschichtete Pfanne mit etwas Öl erhitzen und mit einem Esslöffel die gewünschte Menge in die Pfanne geben
4. Nach ca. 5 Minuten die Pancakes umdrehen und goldbraun fertig braten
5. Pancakes mit Schokocreme bestreichen und mit Bananenstücken oder anderen Früchten belegen

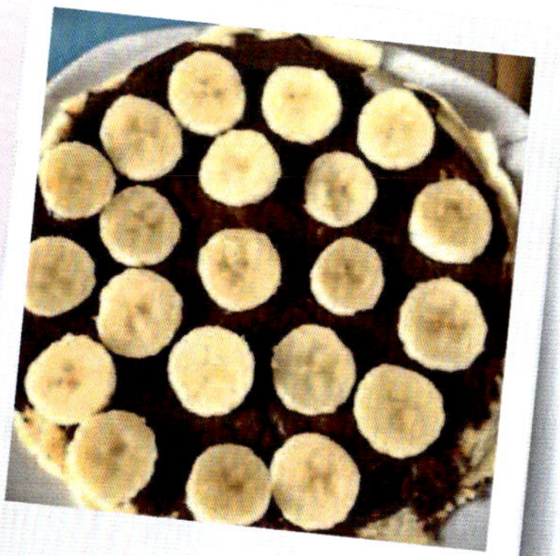

Fett: 26, KH: 45, EW: 41. Insgesamt: 560 kcal

Mittagessen: Fischfilet mit Sonnenweizen und Zuckererbsen

Zutaten:

80 gr Sonnenweizen, 200 gr Fischfilet nach Wahl, 150 gr Zuckererbsen, Salat nach Wahl, Salz, Pfeffer

Zubereitung:

1. Sonnenweizen nach Packungsanweisung zubereiten
2. Fischfilet würzen und braten, Zuckererbsen kurz blanchieren
3. Dazu einen kleinen Salat servieren

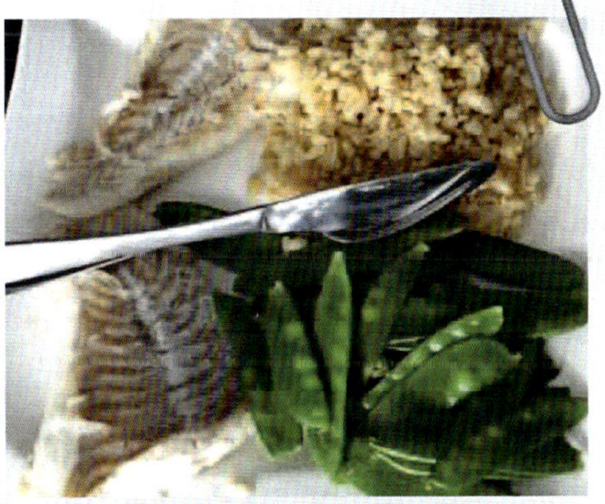

Fett: 6, KH: 68, EW: 51. Insgesamt: 539 kcal

THE FITMOM
PERSONAL-MOM-COACHING

Abendessen: Hähnchenbrust mit Salat

Zutaten:

150 gr Hähnchen, 1 Tomate, ¼ Gurke, 1 EL Mais, etwas Essig und Öl, Salz, Pfeffer

Zubereitung:

1. Hähnchen würzen und in einer Pfanne goldbraun braten
2. Tomate und Gurke in Stücke schneiden und mit Mais vermischen
3. Mit Essig, Öl, Salz und Pfeffer würzen

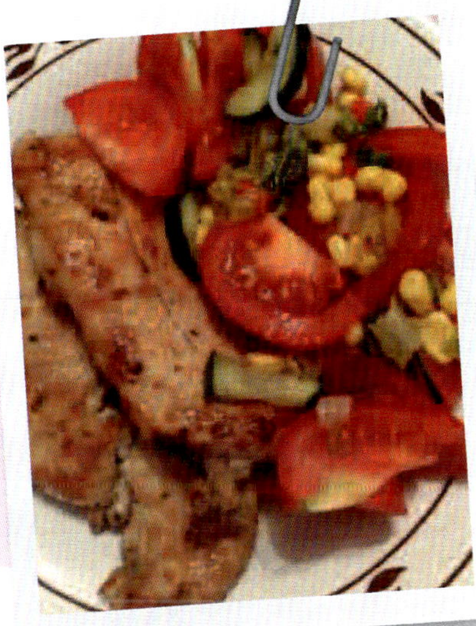

Fett: 26, KH: 10, EW: 46. Insgesamt: 463 kcal

Gesamt:

Fett: 58, KH: 123, EW: 138= 1562 kcal

Cupcakes

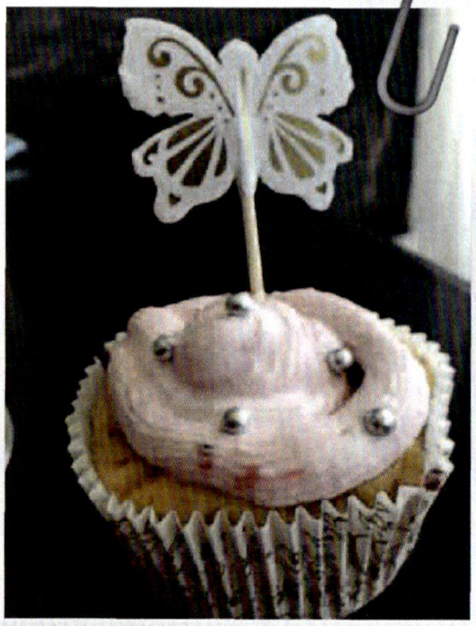

Zutaten:

Für den Teig: 200 gr Magerquark, 100 gr gemahlene Mandeln, ½ Päckchen Vanillepudding, ½ Päckchen Backpulver, 1 ganzes Ei, 2 Eiweiße, 20 gr Whey (nach Wunsch), etwas Süßstoff
Für das Topping: 150 gr Magerquark, 1 Banane, 3 – 4 Erdbeeren, 2 EL Körniger Frischkäse, etwas Süßstoff

Zubereitung:

1. Teig: Alle Zutaten miteinander vermengen und in Muffin-Förmchen verteilen
2. Im vorgeheizten Backofen bei 200° Ober- & Unterhitze ca. 20 Minuten ausbacken
3. Topping: Alle Zutaten miteinander vermengen und kurz pürieren
4. Cupcakes abkühlen lassen und mit Topping dekorieren

Pro Cupcake: Fett: 5, KH: 6, EW: 7. Insgesamt: 100 kcal

Quark-Traum

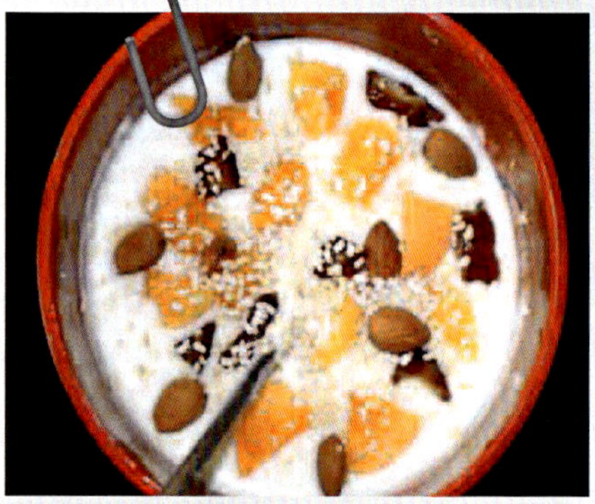

Zutaten:

200 gr Magerquark, 5 Mandeln, 3 getrocknete Datteln, 1 TL Amaranth (gepufft), 2 – 3 Aprikosen, etwas Süßungsmittel nach Wahl

Zubereitung:

1. Aprikosen und Datteln in kleine Stücke schneiden
2. Magerquark mit allen Zutaten vermengen und nach Wunsch süßen

Fett: 5, KH: 42, EW: 28. Insgesamt: 311kcal

Low Carb Eis

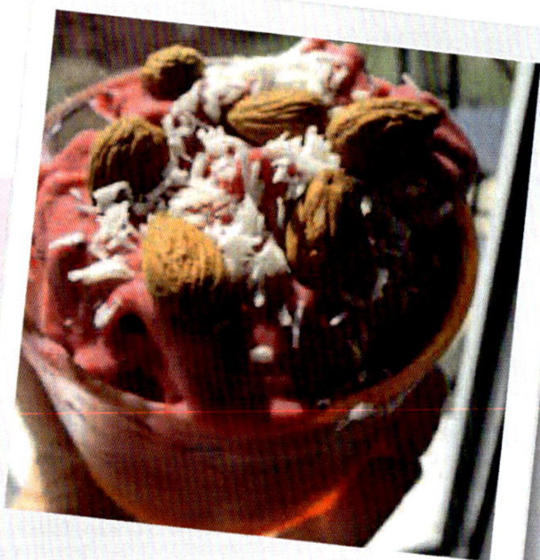

Zutaten:

1 geschälte gefrorene Banane (in Stücken), Handvoll TKBeeren, 50 gr Naturjoghurt, 5 Mandeln, etwas Süßungsmittel und etwas Kokosflocken

Zubereitung:

1. Alle Zutaten in einem leistungsstarken Mixer mixen bis eine gleichmäßige Masse entsteht
2. Mit Mandeln und Kokosflocken dekorieren

Fett: 5, KH: 37, EW: 6. Insgesamt: 206 kcal

Fruchtquark

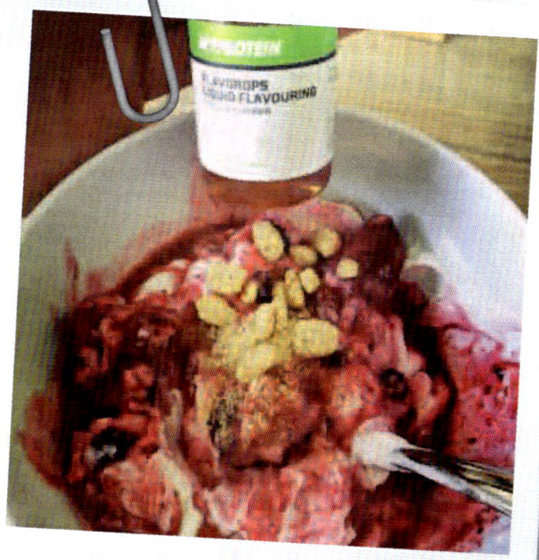

Zutaten:

200 gr Magerquark, 50 gr TK-Beeren (aufgetaut), 10 gr Haferkleie, etwas Süßungsmittel

Zubereitung:

1. Alle Zutaten mit einander vermengen und genießen

Fett: 1, KH: 17, EW: 26. Insgesamt: 190 kcal

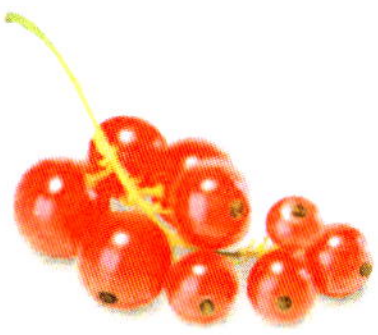

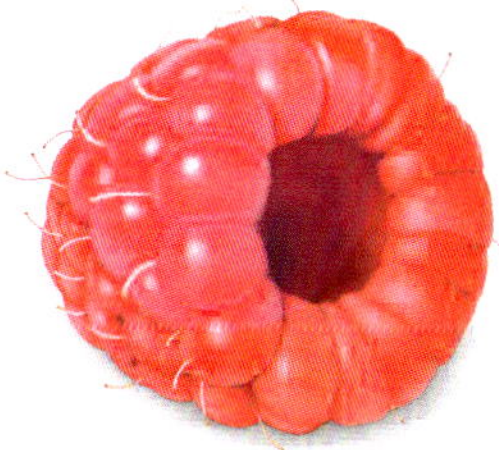

„Eisplatten“

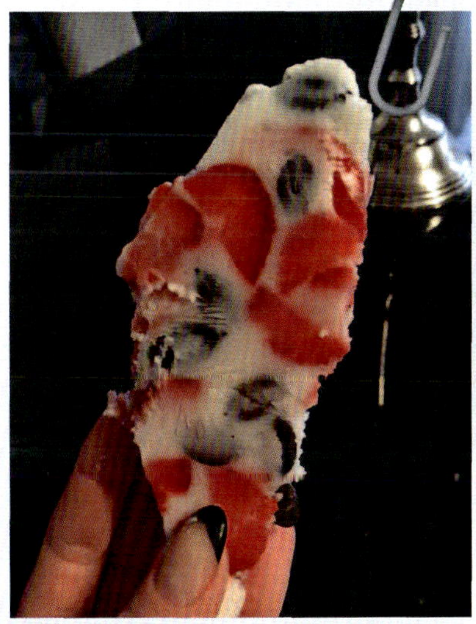

Zutaten:

150 gr Naturjoghurt, 5 Erdbeeren, 8 geschälte Pistazien, etwas Süßstoff (flüssig)

Zubereitung:

1. Erdbeeren in dünne Scheiben schneiden und mit Pistazien vermischen und auf Alufolie verteilen
2. Naturjoghurt mit etwas Süßstoff vermischen und auf Erdbeeren und Pistazien dünn und gleichmäßig verteilen
3. Im Gefrierfach circa 2 Stunden einfrieren lassen

Fett: 5, KH: 16, EW: 10. Insgesamt: 145 kcal

Schicht-Becherchen

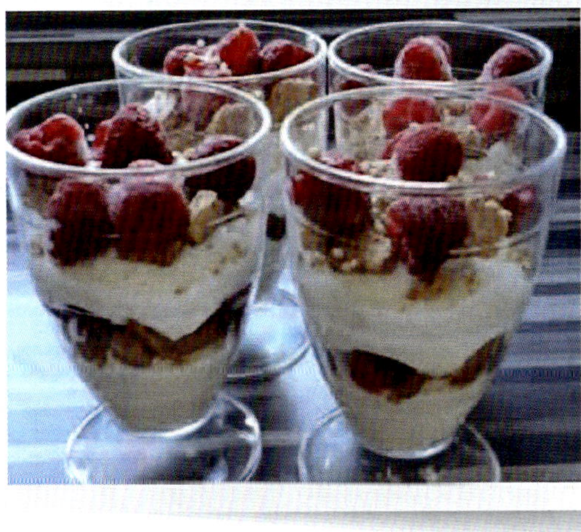

Zutaten:

150 gr Naturjoghurt, 10 Himbeeren, 25 gr Wallnüsse, 10 gr Mandeln, etwas Süßstoff (flüssig)

Zubereitung:

1. In einem Becher alle Zutaten schichtweise legen: Joghurt, etwas Süßstoff, Mandeln und Wallnüsse, Joghurt, etwas Süßstoff, Himbeeren, Wallnüsse und Mandeln

Fett: 24, KH: 15, EW: 14. Insgesamt: 340 kcal

Mango-Chia-Smoothie

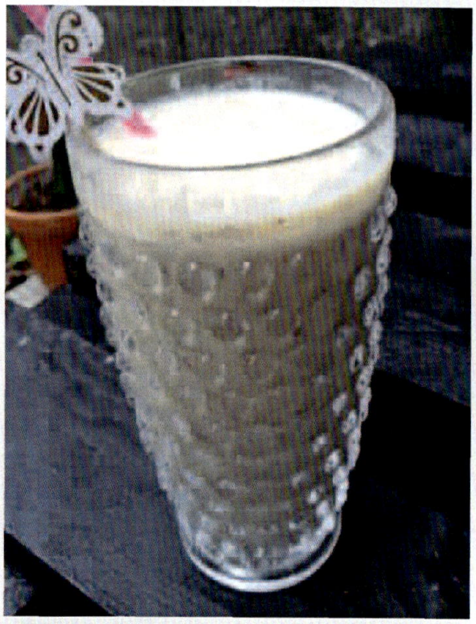

Zutaten:

50 gr Naturjoghurt, ½ Banane, ½ Apfel, ½ Mango (Fruchtfleisch), 1 TL Chia-Samen, etwas Mineralwasser

Zubereitung:

1. Alle Zutaten in einem Mixer mixen bis eine gleichmäßige Masse entsteht

Fett: 7, KH: 51, EW: 10. Insgesamt: 287 kcal

THE FITMOM
PERSONAL-MOM-COACHING

Bananensplit

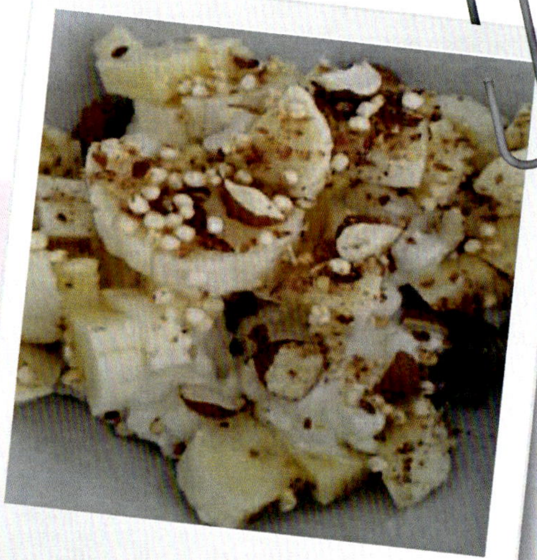

Zutaten:

50 gr Magerquark, 50 gr Körniger Frischkäse, ½ Banane, 5 Mandeln, ½ TL Kakao, etwas Süßungsmittel

Zubereitung:

1. Banane in Stücke schneiden und mit allen restlichen Zutaten vermischen

Fett: 6, KH: 18, EW: 17. Insgesamt: 189 kcal

Cleane Pralinen

Zutaten:

50 gr Haferflocken, 2 EL Erdnussbutter, 1 EL Kakao, 60 ml Wasser, 30 gr Whey (Schoko), etwas gehackte Mandeln zum Dekorieren

Zubereitung:

1. Alle Zutaten miteinander vermengen bis eine Masse entsteht
2. Aus der Masse circa 20 Bällchen formen und in gehackten Mandeln wälzen
3. Im Kühlschrank aufbewahren

Pro Praline: Fett: 1, KH: 1, EW: 2. Insgesamt: 17 kcal

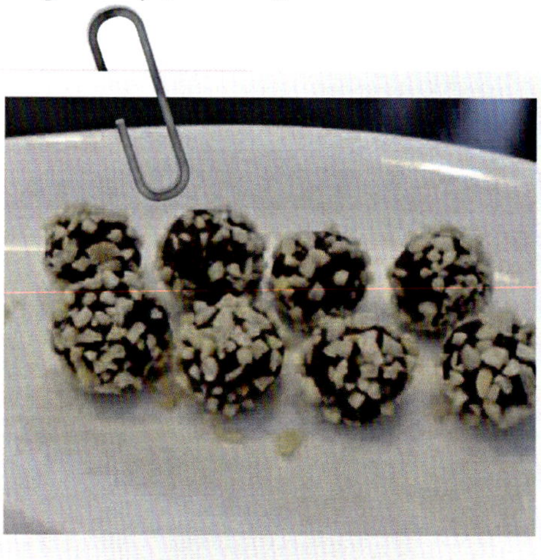

Ich hoffe sehr, dass ich dir mit meinem Buch auf
deiner Ernährungsumstellungs-Reise helfen konnte!

Ich wünsche Dir viel Erfolg, Motivation und Spaß dabei!

Gib immer dein Bestes und verliere niemals deine Ziele aus den Augen! Auch wenn es anfangs etwas schwierig ist:

Mit der Zeit wirst du deinen gesunden Lebensstil lieben!

Bleib gesund, bleib aktiv!

Deine Diana

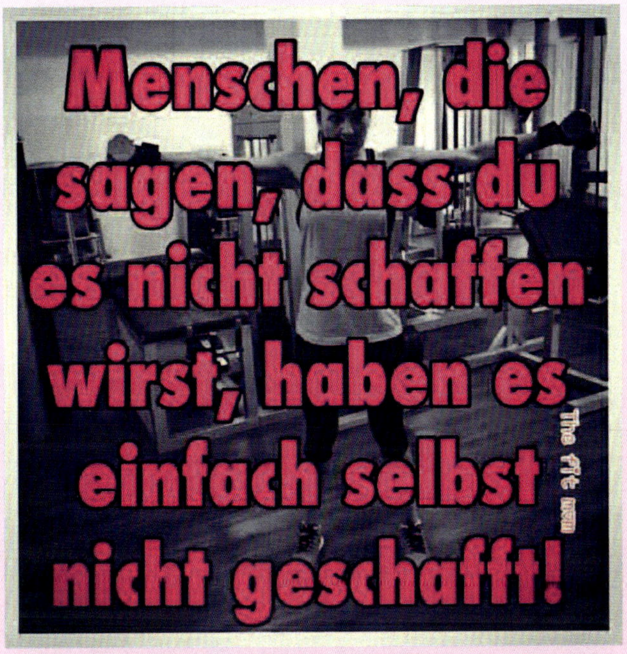
Menschen, die sagen, dass du es nicht schaffen wirst, haben es einfach selbst nicht geschafft!